海外館藏中醫古籍珍善本輯存（第一編）

第二十二册

劉金柱　羅彬　主編

醫書六種（三）

廣陵書社

醫經醫理類

醫書六種（三）

〔清〕徐靈胎　著

半松齋藏板　清乾隆刻本

序

欲治病者必先識病之名能識病名而後求其病之所由生知其所由生又當辨其生之因各不同而病狀所由異然後考其治之之法一病必有主方一方必有主藥或病名同而病因異或病因同而病症異則又各有主方各有主藥千變萬化之中實有一定不移之法即或有加減出入而紀律井然先聖後聖其揆一也自南陽夫子以後此道漸微六朝以降傳書絕少迨唐人外臺千金不過裒集古方未能原本內經精通病變然病名尚能確指藥味猶

多精切自宋以還無非陰陽氣血寒熱補瀉諸膚廓籠統之談其一病之主方主藥茫然不曉亦間有分門立類先述病原後講治法其議論則襍亂無統其方藥則浮泛不經已如雲中望月霧裏看花彷彿想象而已至於近世則惟記通治之方數首藥名數十種以治萬病全不知病之各有定名方之各有法度藥之各有專能中無定見隨心所憶姑且一試動輒誤人余深憫焉茲書之所由作也本內經以探其源次難經及金匱傷寒論以求其治其有未備者則取六朝唐人之方以廣其法自宋以後諸家及諸

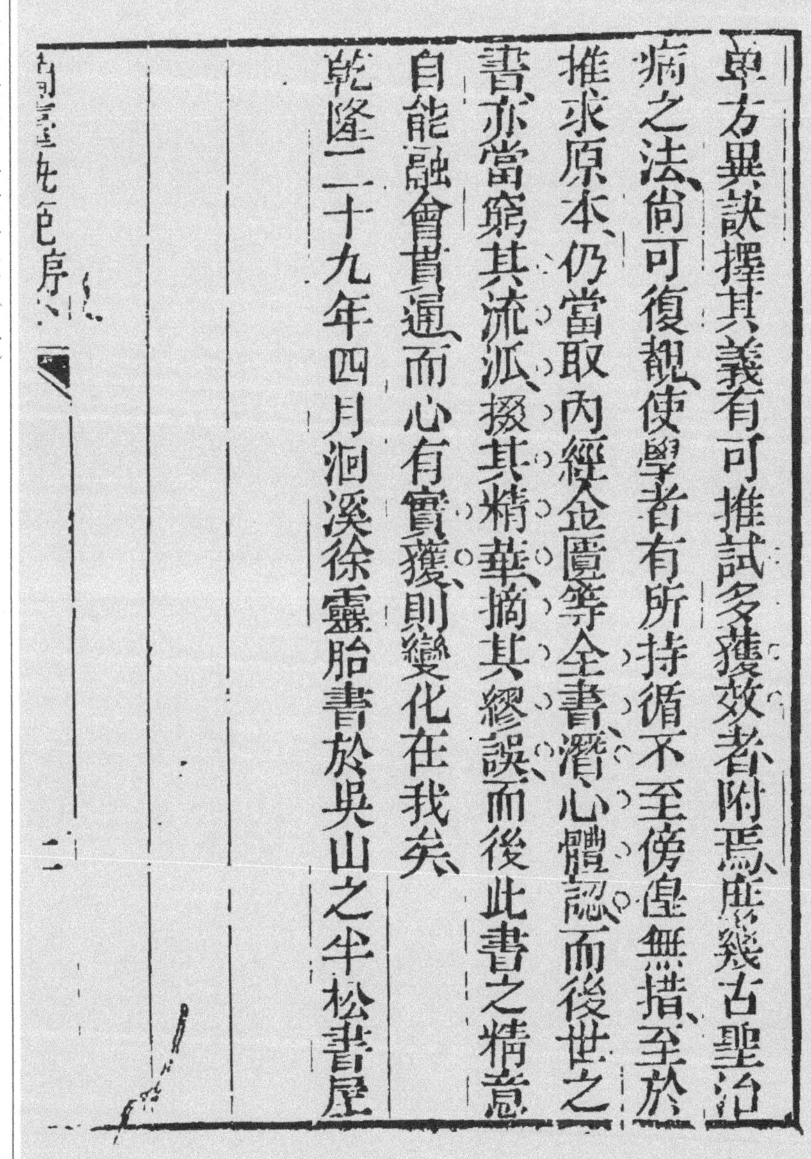

單方異訣、擇其義有可推試多獲效者附焉、庶幾古聖治
病之法、尚可復覩、使學者有所持循、不至傍徨無措、至於
推求原本、仍當取內經金匱等全書、潛心體認、而後世之
書、亦當窮其流派、掇其精華、摘其謬誤、而後此書之精意
自能融會貫通、而心有實獲、則變化在我矣、
乾隆二十九年四月洄溪徐靈胎書於吳山之半松書屋

凡例

一每病、先敘病原、首内經、次金匱、傷寒、次病源、千金、外臺、宋以後亦間有採者、前人已有之論、則後者不錄、若一病之中爲病不一、則即詳著於總名之下、不復另立病名、方之次第亦然

一一病、必有一方專治者、名曰主方、而一病又有幾種、每種亦各有主方、此先聖相傳之法、莫之能易也、俱載本病之下、其有此病之主方、而他病亦可用者、則他病下祇載方名、并治法、註云、見某病門、以便翻閱

一專治一病爲主方如一方而所治之病甚多者則爲通治之方先立通治方一卷以俟隨症揀用變而通之全在乎人服食養生皆在其中矣

一金匱諸方非南陽所自造乃上古聖人相傳之方所謂經方是也此乃羣方之祖神妙淵微不可思議分載於各症之下學者當精思熟識以爲準的

一傷寒一科宜將傷寒論諸條字字體認其一百十三方亦當字字參悟余已將一百十三方編成類方一書矣此書無病不載豈可獨遺傷寒故畧取六經主病之方

隨症分録。其外諸方兼治襍病者，俱分載各症條下。蓋傷寒諸方，當時本不專治傷寒，南陽取以治傷寒之變症耳。學者當合金匱、傷寒兩書相參並觀，乃能深通其義，而所投輒效矣。

一後世諸方，其精實切病者，皆附于古方之後。其有將古方增減一二味，即另立方名者，殊屬僭妄。蓋加減之法，稍知醫理者，皆能之。若易一二味，即自名一方，則方名不可勝窮矣。今一槪不録。或有襍藥奇法，據稱得之秘傳，而其理不可解，則有效有害，皆未可知，一槪不録。或

 二

方中有難得之藥及無人能識之藥并違禁之藥如胎骨之類一概不錄其有飛鍊禁咒等方既乏師承又屬渺茫一概不錄至于大藥重劑藥品既多修治艱鉅此乃服食之大藥非救病之急劑學者平時查考以廣見聞可也一概不錄學務窮經志切師古不尚奇功祇求實效此書之志如是而已

一凡事最忌耳食孔子所謂道聽而塗說也如治浮火者當引火歸元乃指腎臟虛寒火不能納非治實火及別臟之火也如類中風用地黃引子乃治少陰純虛之症

症非治風火痰厥之中風也如暑天用大順散乃治夏日貪冷中寒之症非治暑熱正病也如大便不通用蘆薈丸乃治膚腸堅結諸藥不效之病非治津枯液燥之病也虛勞用建中湯乃治陽虛脉遲之症非治陰虛火旺之症也近人耳聞有此數方並不細審病因惘然施用受禍必烈集中俱爲標出此外不止一端學者所當痛省

一通天地人之謂儒百家藝術皆士大夫所宜究心況疾病乃身命所關豈可輕以誤人此集溯本窮流簡剖明

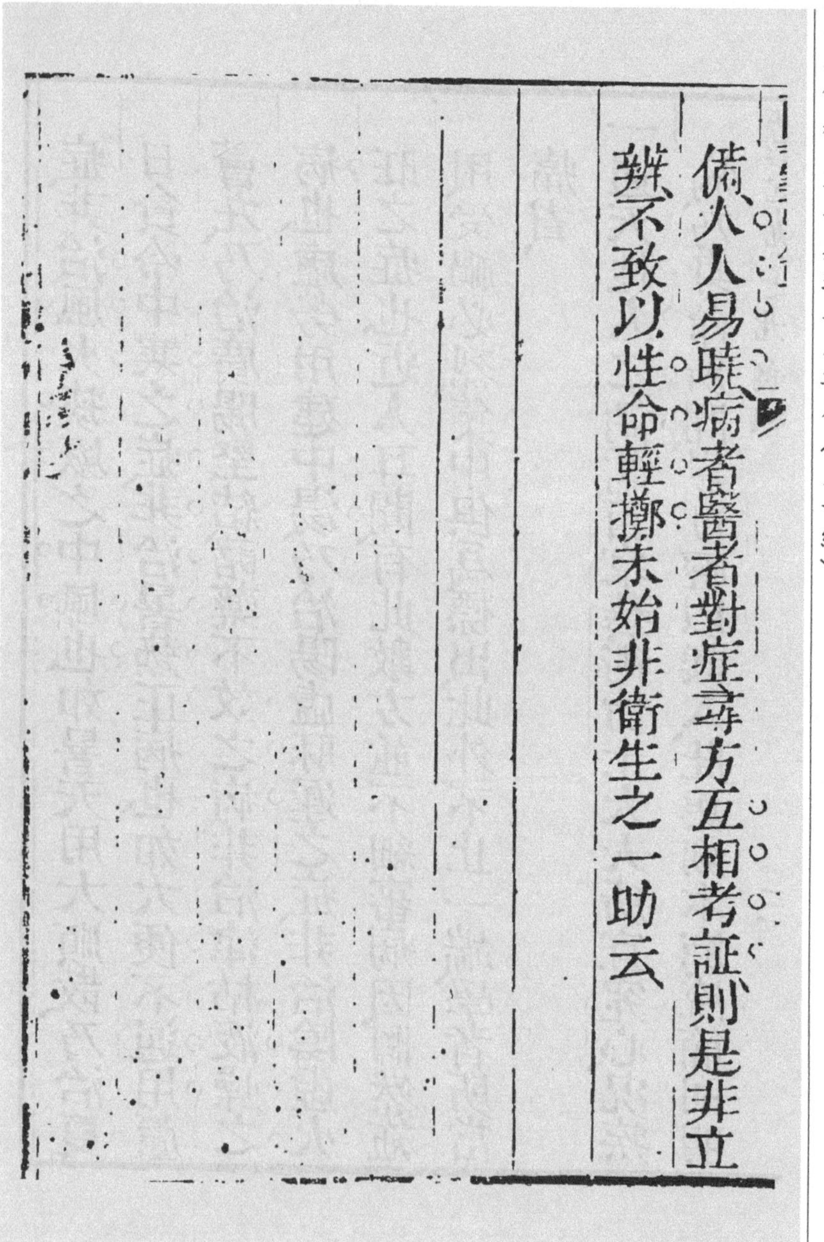

備人人易曉病者醫者對症尋方互相考証則是非立辨不致以性命輕擲未始非衛生之一助云

總目

卷一

卷二

卷三

卷四

濕　喎　痎瘧　痢　癲狂癇　痰飲

咳嗽附肺脹　疝

卷五

喘　臌脹水腫　肺痿附肺癰　諸血　噎膈嘔吐

泄瀉附關格

卷六

積聚癥痞　蟲附狐惑　諸痛頭心胃腰腹　腳氣附轉筋

卷七

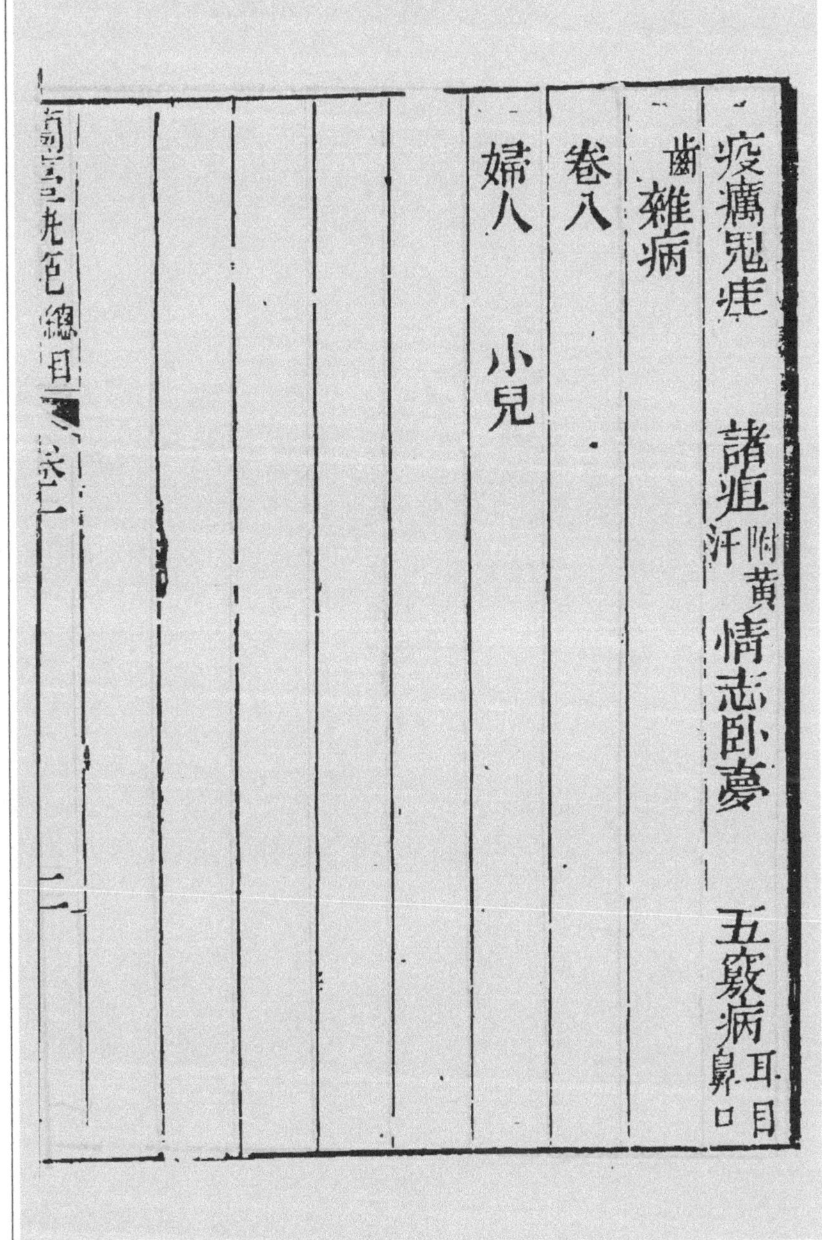

卷一湯方目

小建中湯　黃芪建中湯　大建中湯　炙甘草湯　八味地黃丸　資生腎氣丸　六味地黃丸　當歸生薑羊肉湯　竹葉石膏湯　脾約丸　四君子湯　五味異功散　七味白术散　六君子湯　獨參湯　參附湯　保元湯　生脉飲　歸脾湯　補中益氣湯　虎潛丸　資生丸　龜鹿二仙膠　三才封髓丹　七寶美髯丹　無比山藥丸　還少丹

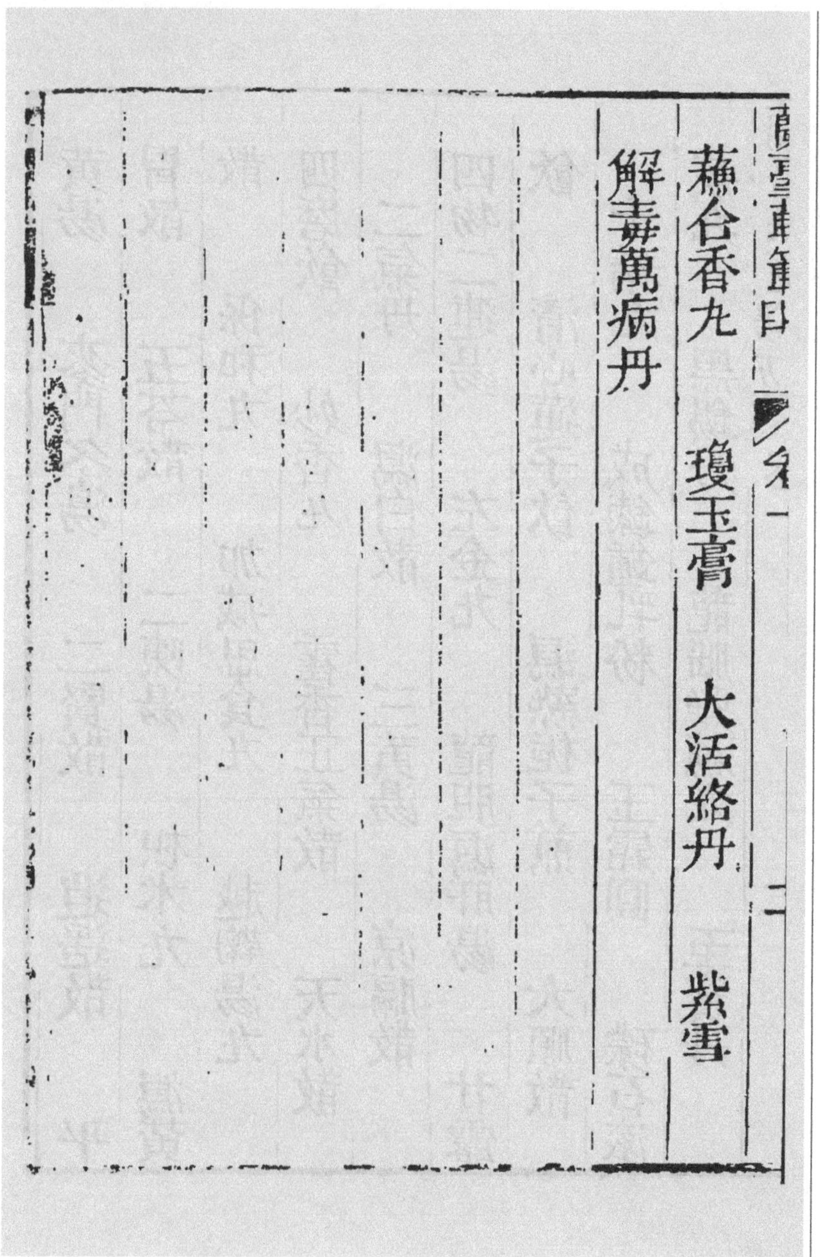

蘭臺軌範卷一

吳江徐靈胎洄溪著　男　爔鼎和校

通治方

雖云通治亦當細切病情不得籠統施用也

小建中湯 金匱 虛勞裏急悸衄腹中痛夢失精四肢痠疼手足煩熱咽乾口燥此湯主之

桂枝三兩去皮　甘草三兩炙　大棗十二枚　芍藥六兩　生薑三兩　膠飴一升

右六味以水七升煮取三升去滓內膠飴更上微火消解溫服一升日三服 此方治陰寒陽衰之虛勞正與陰虛火旺之病相反庸醫誤用害人

甚多此咽乾口燥乃津液少非有火也

黃芪建中湯金匱　虛勞裏急諸不足者主之

於小建中湯內加黃芪一兩半餘依前法

大建中湯　治内虚裏急少氣手足厥冷小腹攣急或腹满弦急不能食起卽微汗陰縮或腹中寒痛不堪口乾精出或手足乍寒乍熱而煩寃酸痛不能久立

黃芪　當歸　桂心　芍藥　人參　甘草各一錢　半夏炮　黑附子炮各二錢半

右藥每服五錢加薑三片棗二枚煎服此非金匱大建中湯金匱方入

腹痛門、桂枝去皮、即桂心、非近時所用之肉桂心也、此方兼治下焦虛寒之症、不但建立中宮、

炙甘草湯傷寒論一名復脉湯治虛勞不足、汗出而悶、脉結悸、行動如常、不出百日、危急者十一日死、

甘草四兩炙　桂枝　生薑各三兩　麥門冬半斤　麻仁半斤

阿膠　人參各二兩　大棗三十枚　生地黃一斤

右九味、以酒七升、水八升、先煮八味、取三升、去滓、內膠消盡、溫服一升、日三服、此治血脉空竭方、用酒、所以和血脉、凡脉見結悸者、雖行動如常、亦不出百日必死、若復危急不能行動、則過十日必死、語極明白、從前解者多誤、

八味地黃丸崔氏虛勞腰痛、少腹拘急、小便不利者、主之、

又婦人病飲食如故煩熱不得臥而反倚息者此名轉胞不得溺也以胞系了戾故致此病但利小便則愈此亦主之

乾地黃八兩九蒸爲度搗膏　乾山藥　山萸肉各四兩　丹皮

白茯苓　澤瀉各三兩　桂枝　附子各一兩

右八味爲末煉蜜丸如梧子大酒下十五丸日再服此方亦治脚氣乃驅邪水以益正水之法也此方專利小便水去而陰不傷扶陽而火不升製方之妙固非一端但近人以此一方治天下之病則又大失此方之義矣

資生腎氣丸　治肺腎虛腰重脚輕小便不利或肚腹

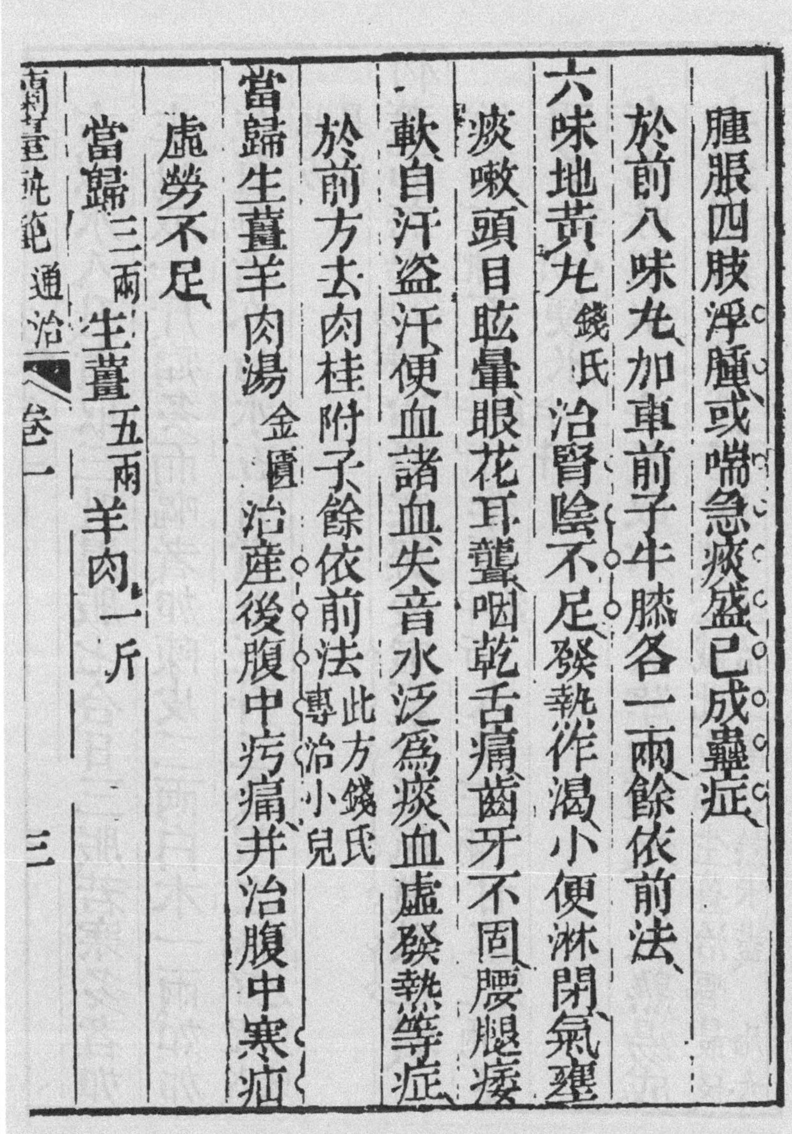

腫脹四肢浮腫或喘急痰盛已成蠱症

於前八味丸加車前子牛膝各一兩餘依前法

六味地黄丸 錢氏 治腎陰不足發熱作渴小便淋閉氣壅痰嗽頭目眩暈眼花耳聾咽乾舌痛齒牙不固腰腿痿軟自汗盜汗便血諸血失音水泛爲痰血虚發熱等症

於前方去肉桂附子餘依前法 此方錢氏專治小兒

當歸生薑羊肉湯 金匱 治産後腹中疞痛并治腹中寒疝虚勞不足

當歸三兩 生薑五兩 羊肉一斤

右以水八升煮取三升溫服七合日三服若寒多者加生薑成一斤痛多而嘔者加陳皮二兩白朮一兩如加生薑等者亦加水五升煮取三升二合服之精不足者補之以味此方是也

竹葉石羔湯傷寒論 治傷寒解後虛羸少氣氣逆欲吐者

竹葉二把 石羔一斤碎 半夏半斤洗 人參三兩 甘草二兩炙 麥門冬一升去心 粳米半升

右七味以水一斗煮取六升去滓內粳米煮米熟湯成去米溫服一升日三服集驗載此方加生薑治嘔最良此治三陽餘熱未盡凡大

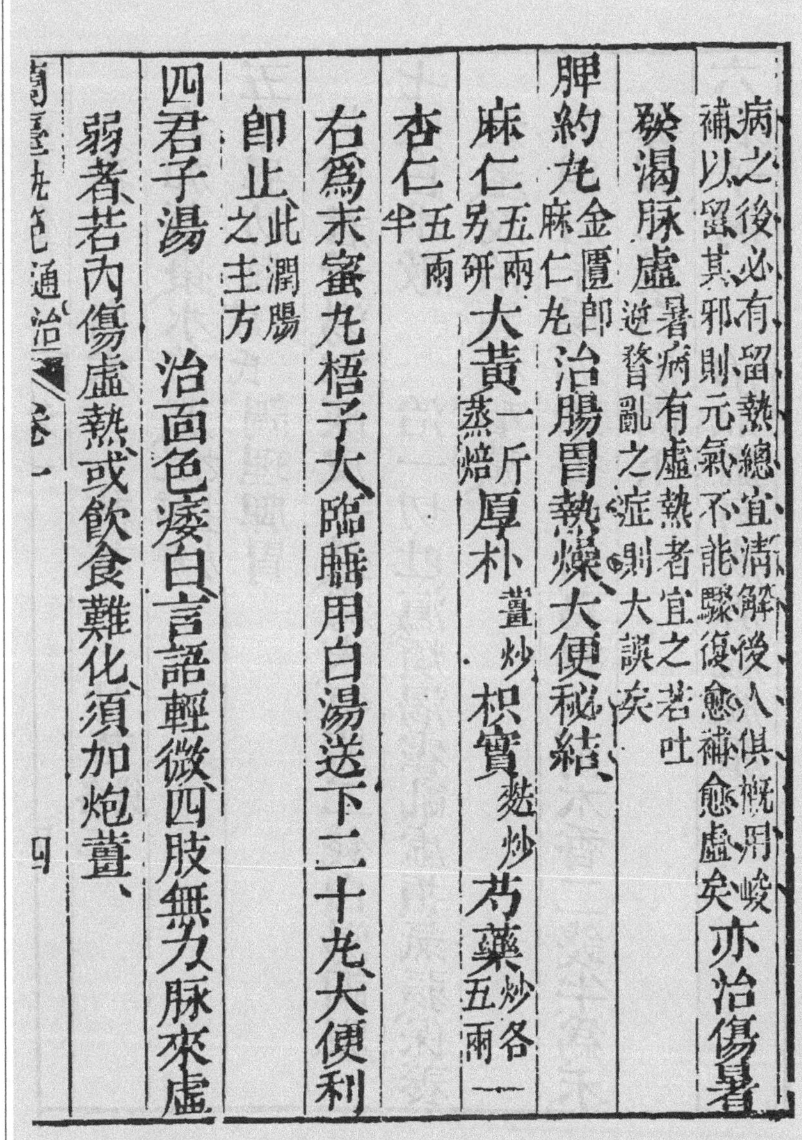

病之後必有留熱總宜清解後入俱概用峻補以留其邪則元氣不能驟復愈補愈虛矣亦治傷暑發渴脉虛暑病有虛熱者宜之若吐逆霍亂之症則大誤矣

脾約丸金匱即麻仁丸治腸胃熱燥大便秘結

麻仁五兩另研 大黃一斤蒸焙 厚朴薑炒 枳實麩炒 芍藥炒各五兩 杏仁五兩半

右為末蜜丸梧子大臨睡用白湯送下二十丸大便利即止此潤腸之主方

四君子湯 治面色痿白言語輕微四肢無力脉來虛弱者若內傷虛熱或飲食難化須加炮薑

蘭臺軌範通治 卷一 四

人參　白术　茯苓　甘草各二錢

右加薑棗，水煎服。此補脾之主方

五味異功散錢氏　調理脾胃

於四君子湯加陳皮一錢，爲末，每服二錢，白湯調服。

七味白术散　治一切吐瀉煩渴，霍亂虚損，氣弱保養，衰老及治酒積嘔噦。

於四君子湯加藿香半兩，葛根一兩，木香二錢半，爲末，每服二錢，白湯調下。

六君子湯　治氣虚有痰，脾虚臌脹。

即前方加陳皮半夏，餘依前法，更加藿香砂仁，爲香砂六君子湯。

獨參湯　治元氣大虛，昏厥，脉微欲絕，及婦人崩產脫血血暈。

人參分兩隨人隨症

右一味，須上揀者，濃煎頓服，待元氣漸回，隨證加減。此一時急救之法，服後即當隨症用藥。

參附湯　治陰陽血氣暴脫證

人參一兩　附子製五錢

右加薑棗水煎服此亦急救之方本方去人參加黃芪名芪附湯

保元湯

黃芪三錢　人參二錢　甘草一錢　肉桂春夏二三分秋冬六七分

右四味水煎服氣血虛寒者用之純虛寒之痘症亦用此乃宋以後之方故肉桂止用二三分以爲氣分引藥乃厚桂非桂枝也

生脉飲醫錄　治熱傷元氣氣短倦怠口渴出汗

人參五錢　麥門冬　五味子各三錢

右三味水煎服此方傷暑之後存其津液庸醫即以之治暑病誤甚觀方下治症並無一字治

暑邪者、此即於復脉湯内取參麥二味、以止汗、故復加五味子、近人不論何病、每用此方、収住邪氣、殺人無算、

歸脾湯 濟生 治思慮傷脾、或健忘怔忡驚悸盗汗、寤而不寐、或心脾作痛、嗜卧少食、及婦女月經不調、

人參 龍眼肉 黄芪各二錢半 甘草五分 白术二錢半 茯苓二錢半 木香五分 當歸 酸棗仁炒研 遠志各一錢

右加薑三片、水煎服、補脾有二法、一補心以生脾血、一補腎以壯脾氣、此方乃心脾同治之法、補後天、以生血、即所以調經、

補中益氣湯 東垣 治陰虚内熱、頭痛口渴、表熱自汗、不任

風寒脉洪大心煩不安四肢困倦懶於言語無氣以動

動則氣高而喘

黃芪炙 人參 白术炒各一錢五分 甘草炙一錢 陳皮五分

當歸一錢 升麻 柴胡各五分

右八味加生薑三片大棗二枚水煎溫服東垣之方一槩以升提中氣為主如果中氣下陷者最為合度若氣高而喘則非升柴所宜學者不可誤用也

虎潛丸丹溪 治腎陰不足筋骨痿不能步履

龜板 黃柏各四兩 知母 熟地各三兩 牛膝三兩五錢 鎖陽 虎骨 當歸各一兩 芍藥一兩五錢 陳皮七錢五分 冬月

加熟薑五錢

右爲末煮羯羊肉搗爲丸桐子大淡鹽湯下瘻症皆屬於熱經有明文此方最爲合度後人以溫補治瘻則相反矣瘻症又有屬痰濕風寒外邪者此方又非所宜

資生丸 治婦人姙娠三月脾虛嘔吐或胎滑不固兼丈夫調中養胃饑能使飽飽能使饑神妙難述

人參三兩 茯苓二兩 雲朮三兩 山藥二兩 薏仁一兩半 蓮肉二兩 芡實一兩半 甘草一兩 陳皮 麥糵 神麯各二兩 砂仁一兩半 白豆蔻八錢 桔梗二兩 藿香一兩 川黃連四錢 白扁豆 山查各一兩半

右十八味爲細末，煉蜜丸彈子大，每服二丸，米飲下。此方治懷孕氣阻，用兼消兼補之法，意亦可取。今人不論何因，爲總治脾胃之藥，則失製方之義矣。藥味太雜，全無法度，姑存之以備一格。

龜鹿二僊膠 大補精髓，益氣養神

鹿角血者十斤 龜板自敗者五斤 以上二味另熬膏 枸杞子甘州者三十兩 人參十五兩

右用鉛罈，如法熬膠。初服酒化一錢五分，漸加至三錢，空心下。精不足者，補之以味，而龜鹿又能通督任，填補之法，此爲最穩。

三才封髓丹寶鑑 除心火，益腎水，滋陰養血，潤補不燥，

天冬　熟地　人參各五錢　黃栢三兩　砂仁一兩　甘草炙七錢

右爲末，麵糊丸梧子大，每服五十丸，用蓯蓉半兩切作片，酒浸一宿，次日煎三四沸，空心食前送下。此補陰氣之方，虛人老人便結者爲宜。

七寶美髯丹 邵應節　補腎氣，烏鬚髮，延年益壽。

何首烏赤白雌雄各一片　牛膝八兩，以何首烏先用米泔水浸一日夜，以竹刀刮去粗皮，切作大片，用黑豆鋪甑中一層，却鋪何首烏一層，每鋪豆一層，却鋪牛膝一層，重重相間，上鋪豆覆之，以豆熟爲度，去豆晒乾，次日如前用生豆蒸，如法蒸七次，去豆用　破故紙半斤，酒浸洗淨，用黑芝蔴同炒，無聲爲度去芝蕨當歸半斤去頭尾酒洗白茯苓半斤用人乳拌浸透曬乾蒸赤茯苓半斤黑牛乳浸晒乾蒸菟絲子半斤酒浸一宿洗曬乾蒸曬三次枸杞子半斤去蒂枯者

右共爲末，蜜丸龍眼大。每日空心嚼二三丸，溫酒或米湯、白鹽湯皆可下。製法不可犯鐵器。此補腎血之方

無比山藥丸千金 治丈夫久虛百損，五勞七傷，頭痛目眩，支厥，或煩熱，或脾疼，腰髖不隨，飲食不生肌肉，或少食而脹滿，體無光澤，陽氣衰絕，陰氣不行。

熟地酒浸 赤石脂 巴戟去心 茯苓 牛膝酒浸 山茱萸肉 澤瀉各三兩 乾山藥二兩 五味子六兩 肉

蓯蓉酒浸四兩　菟絲子　杜仲炒各三兩

右藥煉蜜丸桐子大每服二十丸至三十丸食前溫酒或米飲下服七日後令人身健體潤面光音響爲驗此藥通中入腦鼻必酸疼勿怪此收攝腎氣之方最爲穩妥

還少丹　楊氏　大補心腎脾胃虛寒飲食少思發熱盜汗遺精白濁及真氣虧損肌體羸瘦肢節倦怠等症

山藥　牛膝　遠志　山萸肉　茯苓

五味子　楮實子　巴戟酒浸去心　肉蓯蓉酒浸一宿　石菖蒲　杜仲薑汁酒同拌炒　茴香各一兩　枸杞子　熟地各二兩

右共爲細末、煉蜜同棗肉爲丸、梧子大、每服三十丸、溫酒或鹽湯下、日三服。此交通心腎之方

羊腎丸　治腎勞虛寒、面腫垢黑、腰脊引痛、屈伸不利、夢寐驚悸、小便不利、

熟地　杜仲　菟絲子另研　石斛　黃芪　續斷　肉桂　牛膝　磁石煅醋淬　沉香　五加皮　山藥炒各一兩

右爲末、雄羊腎兩對、以葱椒酒煮爛、入少酒糊杵丸、梧子大、每服七十丸、空心鹽湯送下、此降納腎氣之方

羊肉粥方養老書　治老人虛損羸瘦助陽壯筋骨

羊肉二斤　黃芪一兩生用　人參二兩　白茯苓一兩　大棗五枚

粳米三合加生薑少許尤佳入桃去氣亦可

右先以肉去脂皮取精膂肉留四兩細切餘一斤十二兩以水五大盞并黃芪等煎取汁三盞去滓入米煮粥臨熟下切生肉更煮入五味調和空心服之此古人服食之方也

三才丸潔古　治脾肺虛咳嗽

人參　天門冬　地黃各等分

右爲末煉蜜丸空心服此方與嗽症非宜必上下純虛而不嗽者可用

天王補心丹 道藏 治心血不足、神志不寧、津液枯竭、健忘怔忡、大便不利、口舌生瘡等證、

人參 白茯苓 元參 桔梗 遠志 各五錢

當歸 五味子 麥冬 天冬 丹參

酸棗仁 各一兩 生地 四兩 柏子仁 一兩

右爲末、煉蜜丸如椒目大、白湯下 此養心之主方 一方有石菖蒲四錢無五味子、一方有甘草川連、

秘方補心丸 治心虛手振、

當歸 一兩五錢 川芎 粉甘草 各一兩 生地 一兩半 遠志 二兩半

棗仁炒 柏子仁去油各三兩 人參 胆星 硃砂另研各五錢 金箔二十片 麝香一錢 虎珀三錢 茯苓七錢 石菖蒲六錢

右爲末，餅糊丸菉豆大，硃砂爲衣，每服七八十丸，吐津嚥下，或薑湯送下。此心神恍惚而有痰者宜之。

黑地黃丸 治陽盛陰衰，脾胃不足，房室虛損，形瘦無力，面多青黃而無常色。此補腎益胃之劑也。

蒼朮一斤，油浸 熟地一斤 五味子半斤 乾薑秋冬一兩，夏五錢，春七錢

右爲末，棗肉丸梧子大，食前米飲服百丸，治血虛久痔

甚妙 按此治脫血脾寒之聖藥、乾薑當炮淡炒黑用

元精丹　北方黑氣入通於腎、開竅於二陰、藏精於腎、味鹹、其類水、其病在骨、此藥主之、

血餘 自己髮及父子一本者、及小壯男女髮揀去黃白色者、用灰湯洗二三次、以大皂角四兩槌碎煮水、洗淨務期無油氣為佳、將髮扯斷、晒乾、每洗髮一斤用川椒四兩揀去梗核、於大鍋內髮一層椒一層和勻以中鍋蓋蓋、鹽泥固濟、勿令泄氣、桑柴火慢煮三炷香、即退火待冷、取出約重四兩有餘、於無風處研為細末、

何首烏 製法如前七寶美髯丹法、取淨末一斤　黑芝蔴 九蒸九晒取淨末八兩　女真實 四兩　破故紙 炒取淨末四兩　生地 酒浸杵膏入藥　熟地 同上製各八兩　旱蓮艸　桑葚 各取淨汁熬膏各四兩　胡桃仁 二兩研膏　膠棗 二兩研膏　槐角

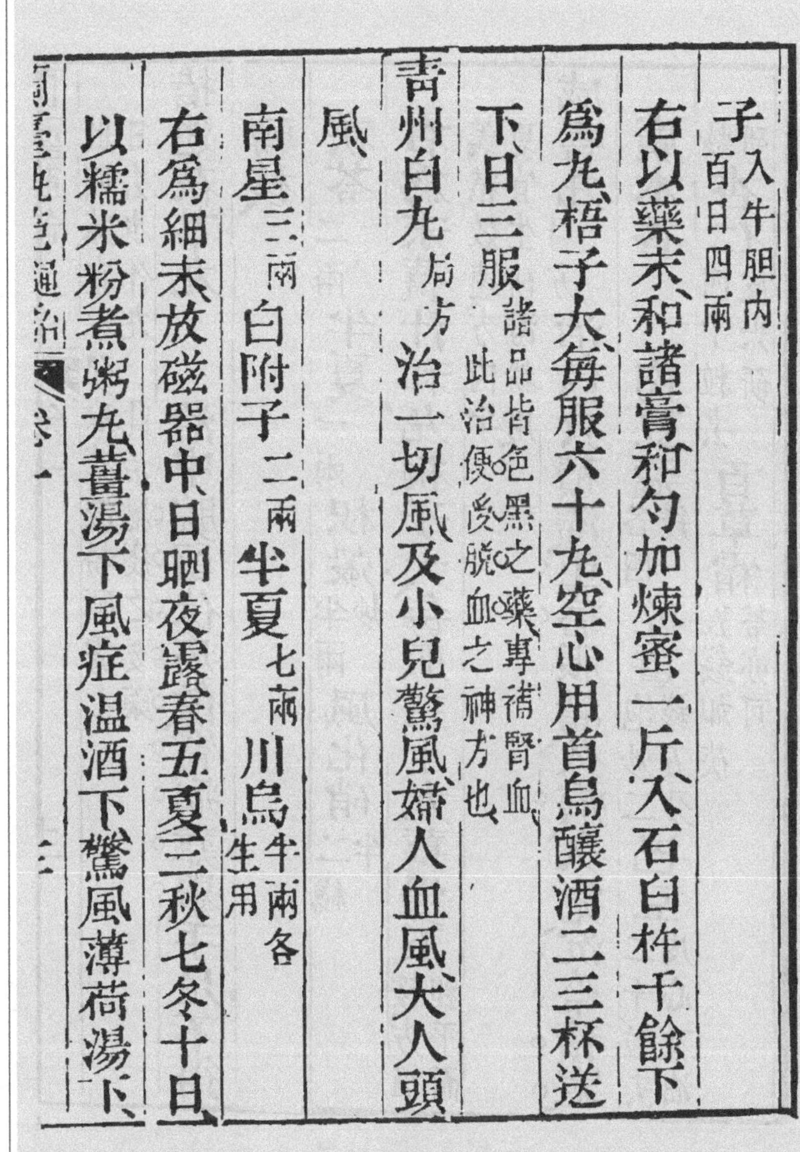

子入牛膽內百日四兩

右以藥末和諸膏和匀加煉蜜一斤入石臼杵千餘下爲丸梧子大每服六十丸空心用首烏釀酒二三杯送下日三服諸品皆色黑之藥專補腎血此治便後脱血之神方也

青州白丸局方　治一切風及小兒驚風婦人血風大人頭風

南星三兩　白附子二兩　半夏七兩　川烏生用半兩各

右爲細末放磁器中日晒夜露春五夏三秋七冬十日以糯米粉煮粥丸薑湯下風症温酒下驚風薄荷湯下

此四味宜水研取漿澄粉晒露七日去水作丸 此治嗽痰吃嘍嗽

指迷茯苓丸 治中脘留伏痰飲臂痛難舉手足不得轉移

茯苓二兩 半夏一兩 枳殼炒半兩 風化硝二錢半

右為末薑汁和丸桐子大每服三十丸薑湯下 按方極和平而義精效速方内半夏宜生研澄粉用

威喜丸局方 治飲食積滯重痞脹滿久痢久瘧沉冷積塞

廣木香 肉豆蔻各四錢 乾薑泡炒二錢五分 巴豆二十粒去皮心及油炒研 杏仁四十粒去皮尖研 百草霜五錢加茯苓亦可

右前四味為末，入百草霜同研，後入杏仁、巴豆霜研，黄蠟一兩五錢，酒煮一時，去酒，將蠟入蔴油七錢溶化，拌藥研勻，乘熱丸如菉豆大，每服二三十丸。用黄蠟之義最精。凡治積新病宜急下，久病宜緩下。此方治久患寒積之症，乃緩下法也。

靈砂局方　治上盛下虛，痰涎壅盛，最能鎮墜，升降陰陽，和五臟，助元氣。

水銀一斤　硫黄四兩

右二味用新鐵銚炒成砂子，或有烟焰，即以醋酒候研細，入水火鼎，醋調赤石脂封口，鐵線扎縛，曬乾，鹽泥固濟用炭二十斤煅如鼎子烈筆蘸赤石脂頻抹其處火盡爲度經宿取出研爲細末糯米糊爲丸如麻子大毎服三丸空心棗湯米飲井花水人參湯任下量病輕重增至五七丸此鎮墜之藥若用黑錫丹則此方可不備

二神丸本事方 治腰痛腎虛全不進食

破故紙四兩炒　肉豆蔻二兩生

右爲末用大棗四十枚生薑四兩同煎糜爛去薑棗核皮研膏入藥末丸鹽湯下此治腎家有寒濕之方 本方加五味子吳茱萸各二兩爲四神丸

導赤散 錢氏 治心熱口糜舌瘡小便黃赤莖中作痛熱淋不利

生地 木通 甘草稍各等分

右三味水煎服此瀉心火從小腸中出也

亡血脫血方千金翼 治亡血脫血鼻頭白色唇白去血無力者

生地黃十斤

右一味擣以酒一斗絞取汁令極盡去渣微火煎減半內白蜜五升棗膏一升以攪之勿止令可丸酒服如雞

子一丸日三次服不已老而更少萬病除愈千金又以此二味加阿膠甘草作煎服亦可用

當歸補血湯寶鑑　治男婦血虛似白虎證肌熱面赤煩渴引飲脉來洪大而虛重按則微

當歸二錢　黃芪一兩

右二味水煎服此補表血之方

益血潤腸丸　治津液亡太腸秘老人虛人皆可服并袪風養血

熟地六兩　杏仁炒　麻仁各三兩以上三味俱搗膏　枳殼　當歸

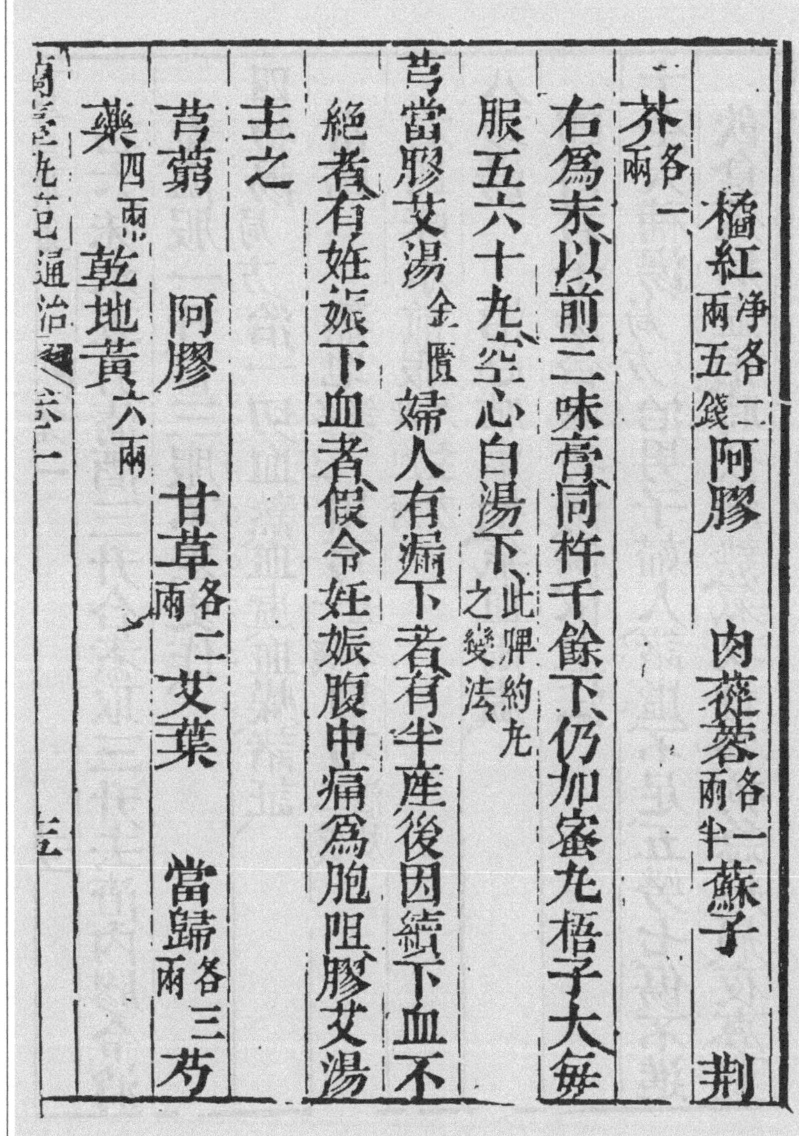

橘紅淨各二兩五錢　阿膠　肉蓯蓉各一兩半　蘇子　荆芥各一兩

右爲末以前三味膏同杵千餘下仍加蜜丸梧子大每服五六十丸空心白湯下此脾約丸之變法

芎歸膠艾湯金匱　婦人有漏下者有半産後因續下血不絶者有妊娠下血者假令妊娠腹中痛爲胞阻膠艾湯主之

芎藭　阿膠　甘草各二兩　艾葉　當歸各三兩　芍藥四兩　乾地黄六兩

右六味水五升清酒三升合煮取三升去滓內膠令消盡溫服一升日三服不差更作、

四物湯局方治一切血熱血虛血燥諸証、

當歸　熟地各三錢　川芎一錢五分　白芍二錢酒炒

右四味水煎服此血病之主方

八珍湯　治心肺虛損氣血兩虛、

即四君子湯合四物湯餘依上法、

十全大補湯局方治男子婦人諸虛不足五勞七傷不進飲食久病虛損時發潮熱氣攻骨脊拘急疼痛夜夢遺

精、面色痿黃、脚膝無力、

即八珍湯、加桂心、陳皮、

人參養營湯局方治脾肺俱虛、發熱惡寒、肢體瘦倦、食少

作瀉、

人參　白术　茯苓　甘草　黃芪　陳

皮　當歸各一錢　熟地七分半　白芍一錢半　桂心一錢　遠志

五分　五味子七分半

右十二味、加薑三片、大棗二枚、此即十全大補湯去川芎、加五味、遠志、黃芪、以

生心血

柴胡四物湯保命　治日久虚勞微有寒熱脉沉而數
川芎　當歸　白芍　熟地各一錢五分當用生地　柴胡一錢　人參　黄芪　甘草　半夏各三錢
右爲末水煎服柴胡加入補藥俱不相合獨此爲宜柴胡疏通少陽調和營衛非專于散風也

菟絲子丸和劑　治腎氣虚損五勞七傷脚膝痠疼面目黧黑目眩耳鳴心冲氣短時有盗汗小便數滑
菟絲子　鹿茸酥炙去毛　澤瀉　石龍芮去土淨再用水洗　桂枝　附子各一兩　石斛　熟地　茯苓　牛膝酒浸焙　山茱肉　續斷　防風　杜仲　肉蓯

蓉酒浸焙　補骨脂酒炒　蓽澄茄　巴戟　沉香

茴香炒各七錢五分　五味子　川芎　桑螵蛸酒浸炒　覆盆

子各五錢

右爲細末，酒煮麪糊爲丸，梧子大，每服三十丸，溫酒下，

或鹽湯下。此等方不過陰陽兼補之法，泛而無統，近時補劑盡如此，然能多而不雜，尚屬可取。

蓯蓉菟絲子丸　此方不寒不熱，助陰生子。

肉蓯蓉一兩三錢　覆盆子　蛇床子　川芎　當歸

菟絲子各一兩二錢　白芍一兩　牡蠣鹽泥固煅　烏鰂魚骨各八

錢　五味子　防風各六錢　艾葉三錢　條芩五錢

右爲末煉蜜丸如梧子大每服三四十丸鹽湯下早晚皆可服此乃婦人溫經之主方也

餌术方千金翼

生术削去皮炭火急炙令熟空肚飽食之全無藥氣可以當食不假山粮得飲水神秘之勿傳眞於术尤佳此服食之方也

服牛乳方千金翼　能補虛破氣

牛乳三升　蓽撥半兩末之綿裹

右二味于銅器中水三升和乳合煎取三升頓服日三七日除一切氣

生地黃煎外臺 主補虛損、填骨髓、長肌肉、去客熱、

生地汁五升 棗膏六合 白蜜七合 酒一升 牛酥四合 生薑汁二合 紫蘇子一升以酒一升絞取汁 鹿角膠四兩炙末

右煎地黃等六味汁三分減一、內蜜調入膠末、候煎成、以器盛之、酒和服、

阿伽陀藥千金翼 主諸種病、及將息服法、久服益人神色、無諸病、方此等即所謂海上奇方、如紫金錠之類、其所治之症、皆與本草不相合、而確有神驗、真不可思議也、

紫檀用蘇木亦可 小蘗一名山石榴 茜草 鬱金 胡椒各五

兩

右爲末，水和丙臼中，更搗一萬杵，丸好陰乾用。諸咽喉口中熱瘡，以水煮升麻湯下桐子大一丸，旦服之。諸面腫心悶，因風起者，煮防風湯服一丸。諸四體酸疼，或寒或熱，麻黄湯下一丸。諸䘌下部有瘡，吞一丸，又煮艾槐白皮湯研一丸灌下部。諸卒死，冷水服二丸。諸被壓擣當心帶一丸，又水研一丸三服。諸被蛇及惡獸等毒，以麝香如相思子研藥一丸服，并以紫檀磨汁和藥塗患處。諸被鬼撓亂，失心癲狂，艾汁下。如無青艾，乾艾取汁。

亦可并隨身帶一丸、諸傳尸、水磨雄黃下、諸消渴、朴硝湯下、諸淋、水服二丸、諸疔腫、元參湯下、諸卒胸膈熱苦竹葉湯下、諸難產、以蒸藕二七、水煮服一丸、薑黃亦得、諸熱瘡、大黃取汁服、又以大黃和藥調塗、諸吐血、若因熱吐者、服之並差、因冷吐者、菖蒲汁下、諸鼻中血、刺薊汁下、并研灌鼻、諸噎病、栝蔞汁下、諸赤白帶下、以丹皮刺薊根各二分、煮服、後補法 以地榆桑螵蛸 一云桑耳 各二分、水二升、煮取一升、分作二服、取汁一合、研藥一二丸、服之、諸藥毒惡忤、研服、惡瘧、恒山湯下、瘟疫時氣、元參湯下、諸蠱疳濕及心風、心驚、戰悸、多忘、恍惚、嘔吐、黃疸、失音、風癇、臍下絞痛、霍亂吐痢、小兒驚啼、產後血結、並宜服之、

玉屏風散 得效 治風邪久留而不散者、自汗不止者、亦宜、

防風　黃芪　白朮各等分或加炒糯米

右為細末、酒調服、此能固表、使風邪不易入、加牡蠣名白朮散、

盜汗方 外臺

麻黃根　牡蠣各三錢　黃芪　人參各三兩　龍骨

枸杞根白皮各四兩　大棗七枚

右以水六升、煮取二升五合、分六服、

止汗紅粉

麻黃根　牡蠣煅各一兩　赤石脂　龍骨各五錢

右爲末、以絹袋盛貯、如扑粉用之、

當歸六黃湯　治陰虛有火盜汗發熱、

當歸　生地　熟地　黃芩　黃連　黃柏等分　黃芪加倍

右水煎服、凡止汗方内俱可加浮麥大棗、

麥門冬湯三因　治漏氣因上焦傷風開其腠理上焦之氣

懍悍滑疾遇閑即出經氣失道邪氣内著故有是症

麥冬 生蘆根 竹茹 白术各五錢 甘草炙

茯苓各二兩 人參 陳皮 葳蕤各三分

右九味每服四錢薑五片陳米一撮煎熱服不論冬夏頭汗自出謂之漏風俗名蒸籠頭

二賢散 治積塊進飲食

橘紅一斤 甘草四兩 鹽五錢

右以水煮爛晒乾爲末淡鹽湯下有塊加薑黄半兩同前藥煮氣滯加香附二兩氣虚加沉香半兩噤口

痢加蓮肉二兩

逍遥散局方 治肝家血虛火旺、頭痛目眩、頰赤口苦、倦怠煩渴、抑鬱不樂、兩脇作痛、寒熱、小腹重墜、婦人經水不調、脉弦大而虛、

芍藥酒炒 當歸 白朮炒 茯苓 甘草炙 柴胡各二錢 本方加丹皮、梔子、即加味逍遥散、加煨薑三片、薄荷少許、煎服、此疎達肝脾之方

平胃散東垣 治濕淫於內、脾胃不能剋制、有積飲痞膈中滿者、

蒼朮（五斤米泔浸七日）　陳皮（去白）　厚朴（各三斤薑汁炒）　甘草（三十兩炙）

右爲末、每服二錢、薑湯下、日三服、或水煎、每服五錢、如小便赤澁、加茯苓澤瀉、米穀不化、飲食傷多、加枳殼、胃中氣不快、心下痞氣、加枳殼、木香、心下痞悶腹脹者、加厚朴甘草減半、遇夏加炒黃芩、遇雨水濕潤時、加茯苓澤瀉、如有痰涎、加半夏陳皮、咳嗽飲食減少、脉細加當歸黃芪、脉洪大緩、加黃芩黃連、大便硬、加大黃三錢芒硝三錢、先嚼麸炒桃仁爛、以藥送下、本方加皂礬、即皂礬平胃丸、消食積（五痞）

五苓散金匱治瘦人臍下有悸、吐涎沫而癲眩、此水也、此方主之、此乃散方、近人用以作湯、往往鮮效、

澤瀉一兩一分 猪苓去皮 白朮 茯苓各三分 桂二分去皮

右五味爲末、白飲服方寸匕、日三服、多飲暖水、汗出愈、傷寒論以此方治太陽表裏未清之症、所謂表裏者、經與府也、故此方爲利膀胱水道之主藥、

二陳湯局方 治肥盛之人、濕痰爲患、喘嗽脹滿、

半夏製 茯苓各三錢 陳皮去白二錢 甘草一錢

右四味加薑三片、水煎服、

枳朮丸 治痞積、消食強胃、金匱名枳朮湯、治心中堅大如盤、

枳實一兩 白术二兩

右用荷葉裹燒飯爲丸，桐子大，每服五十丸，加木香砂仁，即香砂枳术丸。方本金匱張潔古變其法成丸

瀉黄散 治脾胃伏火，口燥唇乾，口瘡口臭煩渴

藿香七錢 山梔一兩 甘草二兩 防風四兩

右四味同蜜酒炒爲末，每二錢煎服。其妙在用蜜酒炒

保和丸丹溪 治食積、酒積

山查二兩 半夏薑製 橘紅 神麯 麥芽 茯苓各一兩 連翹 萊菔子炒 黄連各半兩

右爲末、水丸加白术二兩、名大安丸、此治脾胃濕火氣阻之方、

加減思食丸　治脾胃俱虛、水穀不化、胸膈痞悶、腹脇時脹、食減嗜卧、口苦無味、虛羸少氣、胸中有寒、飲食不下、反胃惡心、及病後、心虛不勝穀氣、食不服常並宜服之

神麯炒黃　麥芽炒黃各二兩　烏梅四兩　乾木瓜半兩　白茯苓　甘草炒各二錢半

右爲末、蜜丸櫻桃大、每服一丸細嚼、白湯送下、如渴時噙化一丸、此收歛胃氣之方、用烏梅木瓜甚巧

越鞠湯丸 丹溪 治一切濕痰食火氣血諸鬱、

香附 蒼朮 撫芎各二兩 神麯 山梔仁各一兩

右以水煎服、或作丸菉豆大、每服百丸、白滾湯下、

四磨飲 濟生 治七情傷感上氣喘急、胸膈不快、妨悶不食、

人參 檳榔 沉香 天台烏藥

右四味、各濃磨水取七分、煎三五沸、空心温服、濃汁使藥存留胸中不即下達、亦古製方之法也、

妙香丸 局方 治時疾傷寒、解五毒、治潮熱積熱、及小兒驚癇、百病、

巴豆三百十五粒去㲉心膜炒熱研如麪按巴豆太多宜酌減 牛黃研 龍腦研

膩粉 麝香研各三兩 辰砂研飛九兩 金箔研九十片

右合研勻煉黃蠟六兩入白蜜三分同煉勻爲丸每兩作三十丸如治潮熱積熱傷寒結胸發黃狂走躁熱口乾面赤大小便不通大黃炙甘草湯下一丸毒痢下血黃連湯調膩粉少許如患酒毒食毒茶毒氣毒風痰伏痞吐逆等症並用膩粉龍腦米飲下中毒吐血悶亂煩躁欲死者用生人血下立愈小兒百病驚癎急慢驚風涎潮搐搦用龍腦膩粉蜜湯下菉豆大二丸諸積食積

頰赤煩躁睡臥不寧驚哭瀉痢並用金銀薄荷湯下更量歲數加減如男婦因病傷寒時疾陰陽氣交結伏毒氣胃中喘燥眼赤潮發經七八日至半月日未安醫所不明證候脉息交亂者可服一丸或分作三丸亦可並用龍腦膩粉米飲調下一服取轉下一切惡毒涎并藥丸瀉下如要藥即行用針刺一孔冷水浸少時服之其效更速凡用蠟丸之藥既不可化開服則三分一丸之大丸不能下嚥宜作一分一丸之小丸每服三丸爲妥

藿香正氣散局方　治外受四時不正之氣內停飲食頭痛

寒熱或霍亂吐泄或作瘧疾

厚朴　陳皮　桔梗　半夏各二兩　甘草一兩炙　大腹皮换檳榔亦可　白芷　茯苓　藕葉各三兩　霍香三兩

右十味加薑棗水煎熱服此方可治時疫

天水散河間一名益元散一名六一散　治夏時中暑熱傷元氣內外俱熱無氣以動煩渴欲飲腸胃枯涸者又能催生下乳積聚水畜裏急後重注下廹者宜之

桂府滑石六兩水飛　甘草一兩　辰砂三錢

右爲細末新汲水一碗調服三錢滑利清凉通達水道而不傷陰所以爲佳

二氣丹 局方 治內虛裏寒，胸腹滿痛，泄利無度，嘔吐自汗，小便不禁，陽氣漸微，手足厥冷，及傷寒陰症，霍亂轉筋，久下冷痢，少氣羸困，一切虛寒痼冷。

肉桂 硫黃 細研各二錢半 乾薑 炮 硃砂 另研爲衣各二錢 黑附子 製五錢

右爲末，麪糊丸桐子大，每服三十丸，艾湯或鹽湯下。此治下焦無陽積寒犯腎之症。

瀉白散 錢乙 治肺熱咳嗽，

桑皮 炒 地骨皮 各一兩 甘草 五錢

右爲末，每服一二錢，入粳米百粒，水煎。此方能治肺中之飲。

三黄湯方本事　治三焦實熱，一切有餘火症，大便秘結者。

黄芩　大黄　黄連各等分

右三味，水煎服。

涼膈散局方　治心火上盛，中焦燥實，煩躁口渴，目赤頭眩，口瘡唇裂，吐血衄血，大小便秘，諸風瘛瘲，發斑發狂，及小兒驚風，痘瘡黑陷。

連翹四兩　大黄酒浸　芒硝　甘草各二兩　黄芩酒炒　薄荷　梔子各一兩

右爲末每服三錢加竹葉生蜜煎此瀉中上二焦之火即調胃承氣加踈風清火之品也

四物二連湯元戎　治血虛五心煩熱晝則明了夜則發熱

當歸　白芍炒　生地各一兩　川芎七分　黃連炒五分　胡

一黃連三分

右六味水煎服血中有實熱此方主之

左金丸　治肝藏火實左脇作痛

黃連六兩　吳茱萸一兩洗泡

右爲末作丸吳萸仲景用以治嘔逆吐涎等症脇痛亦痰飲爲害也兩脇皆屬於肝此方亦不專

治左
脇、
龍胆瀉肝湯局方　治脇痛、口苦、耳聾、耳腫、筋痿、陰濕熱痒、
陰腫、白濁、溲血、
龍胆酒炒三分　黄芩炒　梔子酒炒　澤瀉一錢　木通　車
前子各五分　當歸三分酒洗炒　柴胡一錢　甘草　生地酒炒各三
分
右十味水煎服　此瀉中上焦之火，純用苦味，
甘露飲局方　治丈夫、小兒胃中客熱，牙宣、齒爛，目垂欲閉，
饑不欲食，及目赤腫痛，口瘡、咽腫、瘡疹已發未發，又療

脾胃濕熱，醉飽房勞，黃疸，腹滿，或時身熱，並宜服之。

枇杷葉　熟地　天冬　枳殼　茵陳

生地　麥冬　石斛　甘草炙　黃芩各等分

右爲末，每二錢，水一盞，煎七分，去滓，食後臨卧温服。本事方去麥冬，加犀角，名加減甘露飲。此乃以散作飲者。

清心蓮子飲局方　治心虛有熱，小便赤澁。

黃芩　麥門冬去心　地骨皮　甘草炙　車前子各半兩　石蓮肉去心　白茯苓去皮　黃芪蜜炙　人參各七錢半

右剉散，每三錢，另用麥冬十粒，水煎八分，水中沉冷，空心服、發熱加柴胡、薄荷。亦以散作飲者。

瀉熱梔子煎 外臺 治胆府實熱、精神不守、梔子二十一枚 竹茹一兩 香豉六合 大青 橘各二兩 赤蜜三合

右六味、以水六升、煮取一升七合、去滓、下蜜、再微煎一三沸、分再服、

大順散 局方 治胃暑伏熱、引飲過多、脾胃受濕、水穀不分、霍亂嘔吐、藏腑不調、

甘草三十斤剉寸長 乾薑 杏仁去皮尖 肉桂去麁皮各四斤

右先將甘草用白砂糖炒及八分黃熟次入乾薑同炒令薑裂次入杏仁又同炒候不作聲爲度篩淨後入肉桂一處搗爲末每服二錢水煎溫服如煩躁井花水調下不拘時沸湯調亦得此治暑天內傷冷飲之症非治暑也又甘草多于諸藥八倍亦非法此等病有不得一偶用之耳而製藥四十二斤又加服二錢其意何居其方本不足取而後之庸醫竟以此治燥火之暑病殺人無算故錄此以証其非

十精丸又名保真丸元和紀用經

兔絲子人精長陰發陽酒浸一宿濕搗　甘菊花月精二味春加一倍　五加皮艸精益肌去皮用　柏子仁木精明目通氣二味夏加　白朮日精長肌肉　人參藥精鎮心療驚癇二

味秋加石斛山精治筋骨如金釵者酥炙鹿茸血精止腰痛益精酥炙肉蓯蓉地精破癥消食酒浸一宿蒸用巴戟天精治精冷益智紫色者去心酒浸一宿四味冬加石十味等分、隨四季各加分兩、為末煉蜜丸梧桐子大、空心溫酒或鹽湯下二十五粒至三十粒、忌牛肉生葱、此世所謂丹藥也、溫平補益、

成煉鍾乳粉千金翼主五勞七傷、欬逆上氣、治寒嗽、通音聲、明目益精、安五藏、通百節、利九竅、下乳汁、益氣補虛療腳弱冷疼、下焦傷竭、強陰、久服延年益壽、令人有子、

鍾乳不拘多少

右取韶州鍾乳顔色明净光澤者、不拘多少、置鍾乳於金銀器中、即以大鐺着水、沉金銀器於鐺中、煑之常令如魚眼沸水減、即添薄乳三日三夜、罷厚管者七日七夜、候乳色變黄白、即熟如疑生、更煑滿十日、最佳、出金銀器中、更着清水、更煑經半日許、即出之、水色清不變則止、即於甆鉢中、用玉鎚着水研之、每日着水攪令勻、勿使着鎚鉢、勿使纖塵入内、研覺乾澁、即更添水、常令如稀米泔狀、乳細者、皆浮在上、麄者沉在下、復繞鎚鉢四邊、研之狀若乳汁、研指上、如書中白魚膩、即成、澄、取爆乾，每服秤半兩，分爲三服，用温酒調下，空腹服，更量病輕重加減服之，亦可和爲丸服之。此藥鎮心强腎之聖藥，唐人最重之。

玉霜圓 局方 治真氣虛憊，下焦傷竭，臍腹弦急，腰脚疼痛，精神困倦，面色枯槁，或亡血盜汗，遺瀝失精，二便滑數，肌消陽痿。久服續骨聯筋，秘精堅髓，安魂定魄，輕身壯陽。

白龍骨一斤，細搗羅研，水飛三次，晒乾，用黑豆一斗，蒸一伏時，以夾袋盛，曬乾 牡蠣火煅成粉 紫稍花如無以木賊代之，各三兩 牛膝酒浸炙乾秤 磁石醋淬七次 紫巴戟穿心者 澤瀉酒浸一宿炙 石斛炙 硃砂研飛 肉蓯蓉去皮，酒浸一宿，炙乾

各二兩　茴香微炒　肉桂去皮各一兩　兎絲子酒浸一伏時蒸杵爲末　鹿茸半兩酒浸一伏時慢火炙乾　韭子微炒五兩　天雄十兩酒浸七日掘一地坑以炭燒赤速去火令淨以醋二升沃于坑候乾乘熱便投天雄在內以盆合土擁之經宿後取出去皮臍

右爲細末，煉酒蜜各半和圓如桐子大，每服三十丸，空心晚食前溫酒下。按此藥滋精納氣，腎中陽虛者最宜，亦丹藥也。

礞石滚痰丸養生主論　治實熱老痰之峻劑，虛寒者不可用。

黄芩　大黄酒蒸各八兩　礞石一兩焰消煅過埋地內七日　沉香五錢忌火

右四味爲細末，水丸川椒大，量人大小用之。用溫水一口送過咽，即仰卧，令藥徐徐而下，半日不可飲食，勿起身行動言語待藥氣自胃口漸下二腸然後動作飲食服後喉間稠黏壅滯不快此藥力相攻故痰氣從上也少頃藥力至而漸逐惡物入腹下腸效如響應下結痰之主方

黑錫丹局方　治脾元久冷上實下虛胸中痰飲或上攻頭目及奔豚上氣兩脇膨脹并陰陽氣不升降五種水氣腳氣上攻或卒暴中風痰潮上膈等症

沉香　附子　胡蘆巴　肉桂各半兩　茴香
破故紙　肉豆蔻　金鈴子　木香各一兩　黑錫
硫黃與黑錫結炒子各三兩

右爲末，同研，酒煮麪糊爲丸，梧子大，陰乾，以布袋擦令光瑩。每服四十丸，薑湯下。此鎮納上越之陽氣，爲醫家必備之要藥。按：黑錫成砂最難，加水銀少許爲妙。

龍腦雞蘇丸 局方 治上焦熱，除煩解勞，去肺熱咳衄，血熱驚悸，脾胃熱口甘吐血，肝胆熱泣出口苦，腎熱神志不定，上而酒毒膈熱消渴，下而血滯五淋血崩。

薄荷一斤　生地六兩，另爲末　黃芩　新蒲黃炒　麥冬　阿膠炒　人參俱爲末　木通　銀柴胡各二兩。木通沸湯浸一日夜，絞汁　甘草一兩半　黃連一兩右爲末，好蜜二斤，先煎一二沸，然後下生地末，不住手攪時加木通柴胡汁，慢火熬膏，勿令火緊，膏成，然後加藥末，和丸豌豆大，每服二十丸，白湯下。此方製法精妙虛勞虛煩，梔子湯下，肺熱黄芩湯下，心熱悸動恍惚，人參湯下，衄血吐血，麥冬湯下，肝熱防風湯下，腎熱黄柏湯下，已上並食後臨卧服，治五淋及婦人漏下，車前湯下，痰嗽者，生薑湯下，莖中痛者，蒲黄滑石水一鍾調下，氣逆，橘皮湯下，室女虛勞寒熱潮作，柴胡人參湯下。按生地末不若鮮者一斤同蜜熬成膏，尤妙。此方能治血中之熱，骨蒸病最宜，惟薄荷太多，宜減十分之九，想製方之人所用薄

荷、乃他處之薄荷、非蘓州之真龍腦也、真龍腦芳烈透腦發洩、太過反有所害、故醫者不可不知藥也、

至寶丹　局方　治中惡氣絶、中風不語、中諸物毒、熱疫煩躁氣喘吐逆、難産悶亂、死胎不下、以上並用童便一合生薑自然汁三五滴和温化下三圓至五圓、神効、又治心肺積熱嘔吐、邪氣攻心、大腸風秘、神寃恍惚、頭目昏眩、口乾不眠、傷寒狂語、並治之、

生烏犀屑　生玳瑁屑　琥珀研　硃砂研飛　雄黄研細各一兩　龍腦　麝香研各一分　牛黄研五錢　安息香一兩半為末酒研飛淨一兩熬膏用水安息丸妙　銀箔　金箔各五十片研細為衣

右將生犀玳瑁爲細末、入餘藥研勻、將安息香膏重湯煮凝成後、入諸藥中、和搜成劑、丸如桐子大、用人參湯化下三丸至五丸、又治小兒諸癎急驚、心熱卒中、客忤不得眠、煩躁風涎搐搦、每二歲兒服二丸、人參湯下、本事方中多人參南星天竺黃、安神定鬼、必脩之方、眞神丹也、

蘇合香丸 局方 療傳屍骨蒸殗殜肺痿疰忤鬼氣卒心痛、霍亂吐利、時氣瘴瘧、赤白暴利、瘀血月閉、痃癖丁腫驚癎小兒、 大人狐狸等疾、

蘇合香油 五錢入安息香内 安息香 一兩另爲末用無灰酒半斤熬膏 丁香

青木香　白檀香　沉香　蓽撥　香附子　訶子煨取肉　烏犀鎊　硃砂水飛各一兩　薰陸香　片腦研各五分　麝香七錢半

右爲細末、入安息香膏煉蜜和劑、圓如芡實大、每四九空心用沸湯化下、溫酒下亦得、此辟邪驅穢之聖方、惟氷麝太多、宜減大半、

瓊玉膏申先生方　治虛勞乾欬、

生地黃四斤、若取鮮生地汁、須用十斤　白茯苓十二兩　白蜜二斤　人參六兩

有加沉香、血珀粉各一錢五分

右以地黃汁同蜜熬沸、用絹濾過、將參茯爲細末、入前

汁和勻，以磁瓶，用綿紙十數層，加箬葉封瓶口，入砂鍋內，以長流水沒瓶頸，桑柴火煮三晝夜，取出，換紙紮口，以蠟封固，懸井中一日，取起，仍煮半日，湯調服。此方，別本製法各殊。此爲血症第一方。按乾淮生地四斤，浸透可取自然汁一斤，若浙地，則十斤祗取自然汁一斤，須三十斤方可配諸藥，故修合之法當隨時隨地變通也。

大活絡丹聖濟　治一切中風癱瘓，痿痺痰厥，拘攣疼痛，癰疽流注，跌撲損傷，小兒驚癇，婦人停經。

白花蛇　烏稍蛇　威靈仙　兩頭尖俱酒浸　草烏　天麻煨　全蝎去毒　首烏黑豆水浸　龜版炙　麻黃

貫仲　炙草　羌活　官桂　藿香

烏藥　黃連　熟地　大黃蒸　木香

沉香以上各二兩　細辛　赤芍　沒藥去油另研　丁香

乳香去油另研　殭蠶　天南星薑製　青皮　骨碎補

白蔻　安息香酒熬　黑附子製　黃芩蒸　茯苓

香附酒浸焙　元參　白朮以上各一兩　防風二兩半　葛根

虎脛骨炙　當歸各一兩半　血竭另研七錢　地龍炙　犀角

麝香另研　松脂各五錢　牛黃另研　片腦另研各一錢五分　人參三兩

右共五十味，爲末，蜜丸，如桂圓核大，金箔爲衣，陳酒送下。頭痰惡風，熱毒瘀血入於經絡，非此方不能透達。凡治肢體大症必備之藥也。方書亦有活絡丹，祗用地龍、乳香等四五味，此乃治藜藿人實邪之方，不堪用也。

紫雪 局方 療腳氣，口中生瘡，狂易叫走，瘴疫毒厲，卒死溫瘧，五尸五注，心腹諸疾病痛，及解諸熱毒藥，邪熱卒黃等症，并解蠱毒鬼魅，野道熱毒，又治小兒驚癇百病。

黃金一百兩 寒水石 磁石 石膏 滑石各三斤

以上並搗碎，用水一斛，煮至四斗，去滓，入下藥：

羚羊角屑 犀角屑 青木香 沉香各五斤 丁香一

兩　元參　升麻各一斤　甘草八兩炙　以上入前藥汁中再煮取一斗五升、去渣入下藥、朴硝十斤　硝石四斤　二味入前藥汁中、微火上煎、柳木篦攪不住手、候有七升投在木盆中、半日欲凝入下藥　麝香當門子一兩二錢半　硃砂三兩　上藥入前藥中、攪調令勻、磁器收藏、藥成霜雪紫色、水調下、按二硝太多、當只用十分之一、則藥力方厚、丁香用二兩、余所合者皆然、方中黃金百兩、以飛金一萬頁代之尤妙、邪火毒火穿經入臟無藥可治、此能消解其效如神

解毒萬病丹　一名紫金錠　治一切藥毒、菰子、鼠莽、惡菌、疫死牛馬、河豚等毒、及時行瘟疫、山嵐瘴瘧、纏喉風痹、黃疸、赤

眼瘡癤熱毒上攻或自縊溺水打撲傷損癰疽發背魚臍瘡腫百蟲蛇犬所傷男子婦人癲邪狂走鬼胎鬼氣並宜服之

山茨菰去皮洗淨焙二兩 川文蛤一名五倍子搥破洗刮內桴二兩 千金子去殼用紙包裹換紙研數十次去盡油無油成霜二兩 麝香細研淨三錢 紅芽大戟洗焙一兩

右各研細末和勻以糯米粥為劑每料分作四十粒於端午七夕重陽合如欲急用辰日亦得於木臼中杵數百下不得令婦人孝服人不具手足人及雞犬之類見之此祕藥中之第一方也用藥之奇不可思議或加入硃砂雄黃各五錢尤效

[illegible]卷一

服[illegible]上攻或自縊水打[illegible]

濟癰腫百症蛇犬所傷男子婦人[illegible]

進宜服之

山慈菰去皮洗淨[illegible] 川文蛤一名五倍子[illegible] 千金子[illegible]

[illegible]用[illegible] 紅芽大戟[illegible] 麝香三錢[illegible]

右合研細末和勻以糯米粥爲劑每料分作四十錠

端午七夕重陽合和修合用良日[illegible]

百不得令婦人孝服人不具手足人及雞犬之類見之

之 此可思議藏中二第一妙方也[illegible]

卷二湯方目

秦艽鱉甲散　秦艽扶羸湯　十味煎　金鎖百花煎　人參蛤蚧散　金鎖固精丸　金鎖丹　金鎖正元丹　犀角紫河車丸以上虚勞　文蛤散　桑

消渴方　茯神湯　黄連圓治渇方

根湯　神效散　猪腎薺苨湯以上消症

蘭臺軌範卷二

吳江徐靈胎洄溪著　　門人姜桂芽芳校

風

靈素

素問風論黃帝問曰風之傷人也或爲寒熱或爲熱中或爲寒中或爲厲風或爲偏枯或爲風也其病各異其名不同或内至五臟六腑不知其解願聞其說岐伯對曰風氣藏於皮膚之間内不得通外不得泄風者善行而數變腠理開則洒然寒閉則熱而悶其寒也則衰食飲其熱也則

消肌肉故使人怢慄而不能食名曰寒熱風氣與陽明入胃循脉而上至目内眥其人肥則風氣不得外泄則爲熱中而目黄人瘦則外泄而寒則爲寒中而泣出風氣與太陽俱入行諸脉俞散於分肉之間與衛氣相干其道不利故使肌肉憤䐜而有瘍衛風有所凝而不行故其肉有不仁也癘者有營氣熱胕其氣不清故使鼻柱壞而色敗皮膚瘍潰風寒客於脉而不去名曰癘風或名寒熱以春甲乙傷於風者爲肝風以夏丙丁傷於風者爲心風以季夏戊己傷於邪者爲脾風以秋庚辛中於邪者爲肺風以冬

壬癸中於邪者爲腎風。風中五臟六腑之俞，亦爲臟腑之風，各入其門戶所中，則爲偏風。風氣循風腑而上，則爲腦風。風入係頭，則爲目風眼寒。飲酒中風，則爲漏風。入房汗出中風，則爲内風。新沐中風，則爲首風。久風入中，則爲腸風飧泄。外在腠理，則爲泄風。故風者，百病之長也。至其變化，乃爲他病也。肺風之狀，多汗惡風，色皏然白，時欬短氣，晝日則差，暮則甚，診在眉上，其色白。心風之狀，多汗惡風，焦絶，善怒嚇，赤色，病甚則言不可快，診在口，其色赤。肝風之狀，多汗惡風，善悲，色微蒼，嗌乾善怒，時憎女子，診目下

新刊素問鈔　風　卷二　上

其色青脾風之狀多汗惡風身體怠惰四肢不欲動色薄微黃不嗜食診在鼻上其色黃腎風之狀多汗惡風面痝然浮腫脊痛不能正立其色炲隱曲不利診在肌上其色黑胃風之狀頸多汗惡風食飲不下膈塞不通腹善滿失衣則䐜脹食寒則泄診形瘦而腹大首風之狀頭面多汗惡風當先風一日則病甚頭痛不可以出內至其風日則病少愈漏風之狀或多汗常不可單衣食則汗出甚則身汗喘息惡風衣常濡口乾善渴不能勞事泄風之狀多汗汗出泄衣上口中乾上漬其風不能勞事身體盡痛則寒

諸風病狀各殊、其多汗惡風同傷風、畏風傷風自汗、 平云

凡七情六淫之病、必有現症、能辨症、斷不至誤治也、

人氣象論、面腫、曰風、

風厥、勞風、 評熱病論、岐伯曰、汗出而身熱者、風也、汗出而煩滿不解者、厥也、病名曰風厥、氣逆甚、即名風厥、帝曰、願卒聞之、岐伯曰、巨陽主氣、故先受邪、少陰與其爲表裏也、得熱則上從之、從之則厥也、必少陰之氣上乃能厥、帝曰、治之奈何、岐伯曰、表裏刺之、飲之服湯、帝曰、勞風爲病何如、岐伯曰、勞風法在肺下、其爲病也、使人強上冥視、唾出若涕、惡風而振寒、此爲勞風之病、帝曰、治之奈何、岐伯曰、以救俛仰、巨陽

引精者、三日中年者、五日不精者、七日欬出青黃涕、其狀如膿、大如彈丸、從口中若鼻中出、不出則傷肺、傷肺則死也。此等病、最當體認、若誤以爲肺癰、肺痿則失之遠矣。蓋肺癰乃肺生瘡、肺痿乃肺痿癟、此則風寒入肺、痰涎凝結也。

酒風　病能論、帝曰、有病身熱解墮、汗出如浴、惡風少氣、此爲何病、岐伯曰、病名曰酒風。

偏枯　生氣通天論、汗出偏沮、使人偏枯。

痱　靈樞熱病、痱之爲病、身無痛者、四肢不收、智亂不甚、其言微知、可治、甚則不能言、不可治也。

金匱

夫風之爲病、當半身不遂、或但臂不遂者、此爲痺、脉微而數、中風使然、　寸口脉浮而緊、緊則爲寒、浮則爲虛、寒虛相搏、邪在皮膚、浮爲血虛、絡脉空虛、賊邪不瀉、或左或右、邪氣反緩、正氣卽急、病在緩處、故外治必塗其緩者、正氣引邪、喎僻不遂、邪在於絡、肌膚不仁、邪在於經、卽重不勝、邪入於腑、卽不識人、邪入於臟、舌卽難言、口吐涎、此辨症之要訣　寸口脉遲而緩、遲則爲寒、緩則爲虛、營緩則爲亡血、衛緩則爲中風、邪氣中經、則身痒而癮疹、心氣不足、邪氣入中、則胸滿而短氣、

傷寒論

脉浮而大、浮爲風虛、大爲氣強、風氣相搏、必成癮疹、身體爲痒、痒者名泄風、久風爲痂癩、

病源

風癔　風邪之氣、若先發於陰、病發於五臟者、其狀奄忽不知人、喉裏噫噫然有聲、舌強不能言、發汗身軟者可治、眼下及鼻人中左右上白者可治、黑赤吐沫者不可治、汗不出、體直者、七日死、

口噤　諸陽經筋、皆在於頭、三陽之筋、并絡入頷頰、夾於

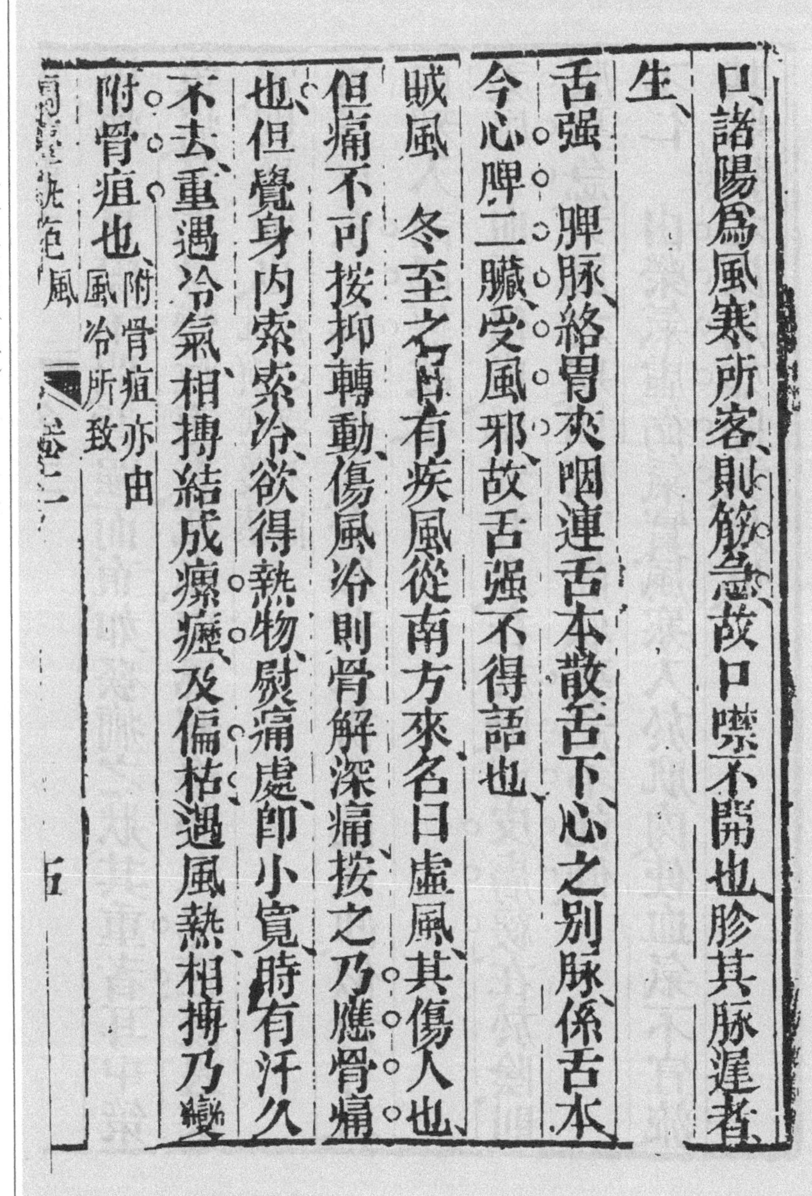

口諸陽爲風寒所客則筋急故口噤不開也脉其脉遲者生

舌強　脾脉絡胃夾咽連舌本散舌下心之別脉係舌本今心脾二藏受風邪故舌強不得語也

賊風　冬至之日有疾風從南方來名曰虛風其傷人也但痛不可按抑轉動傷風冷則骨解深痛按之乃應骨痛也但覺身内索索冷欲得熱物熨痛處即小寛時有汗久不去重遇冷氣相搏結成瘰癧及偏枯遇風熱相搏乃變附骨疽也　附骨疽亦由風冷所致

風痓　口噤不開、背强而直、如發癎之狀、其重者耳中策策痛、卒然身體痓直者、死也、由風邪傷於太陽經、復遇寒濕、則發痓也、此與病後壞症之痓不同

角弓反張　風邪傷人、令腰背反折、不能俛仰、似角弓者、由邪入諸陽經故也、

柔風　血氣俱虛、風邪并入、在於陽則皮膚緩、在於陰則腹裏急、柔風之狀、四肢不能收、裏急不能仰、

不仁　由榮氣虛、衛氣實、風寒入於肌肉、使血氣不宣流、其狀搔之皮膚如隔衣、是也、

風驚悸　由心氣不足、心府爲風邪所乘、則驚不自安、悸動不足、其狀目精不轉而不得呼、

刺風　由體虚膚腠開、爲風所侵、如刃錐所刺也、

蠱風　由體虚、受風、其風在於皮膚、淫淫躍躍、若畫若刺、一身盡痛、侵傷氣血、其動作如蟲毒也、

鬚眉墮落　皆由風濕冷、得之邪客於經絡、與血氣相干、使榮衛不和、故面色敗皮膚傷鼻柱壞鬚眉落、此乃癘風也

惡風　風病有四百四種、總不出五種、黃風青風赤風白風黑風、人身有八萬尸虫、若無八萬尸虫、人身不成不立、

復有諸惡横病諸風害人所謂五種風生五種蟲能害於人

口喎　養生方云夜卧當耳勿得有孔風入耳中喜食口喎　口喎見金匱此又是一病當内服藥而外提出風邪

外臺

風猥退　四肢不收身體疼痛肌肉虚滿骨節懈怠腰脚緩弱由分肉流於血脉久成風水之病

嚲曳　肢體弛緩不收攝也人以胃氣養肌肉經脉胃氣衰損則經脉虚而筋肉懈惰故風邪搏於筋而使嚲曳也

風毒發　眼疼脚縱中指疼連肘邊牽心裏悶肋脹少氣喘氣欲絶不能食

風方

酒風（素問）　治身熱懈惰汗出如浴惡風少氣

澤瀉　术（各十分）　麋銜（五分）　合以三指撮爲後飯（麋銜即薇銜一名無心草南人呼爲吳風草味苦平微寒主治風濕三指爲一撮約二三錢飯後藥先爲後飯　按麋銜疑即鹿啣草爲後飯服在飯後非飯前也凡古方須將神農本草細參藥性乃能深知其義）

侯氏黑散（金匱）　治大風四肢煩重心中惡寒不足者

菊花（四十分）　白术（十分）　細辛（三分）　茯苓（三分）　牡蠣（三分）　桔

梗八分　防風十分　人參　礬石各三分　黄芩五分　當歸　乾薑　芎藭　桂枝各三分

右十四味杵爲散，酒服方寸匕，日一服，初服二十日，温酒調服，禁一切魚肉大蒜，常宜冷服，六十日止，即藥積在腹中不下也。熱食即下矣，冷食自能助藥力。腸腹空虚則邪易留，此塡滿空隙，使邪氣不能容。

風引湯金匱　除熱癱癇　巢氏云：脚氣宜風引湯

大黄　乾薑　龍骨各四兩　桂枝三兩　甘草　牡蠣各二兩　寒水石　滑石　赤石脂　白石脂

紫石英　石膏各六兩

右十二味杵粗篩以韋囊盛之取三指撮井花水三升煮三沸溫服一升此乃臟腑之熱非草木之品所能散故以金石重藥清其裏

防己地黃湯金匱　治病如狂狀妄行獨語不休無寒熱其脉浮

防己一分　桂枝　防風各三分　甘草一分

右四味以酒一杯浸之一宿絞取汁生地黃二斤㕮咀蒸之如斗米飯久以銅器盛其汁更絞地黃汁和分再服此方他藥輕而生地獨重乃治血中之風也此等法最宜細玩凡風勝則燥又風能發火故治風藥中

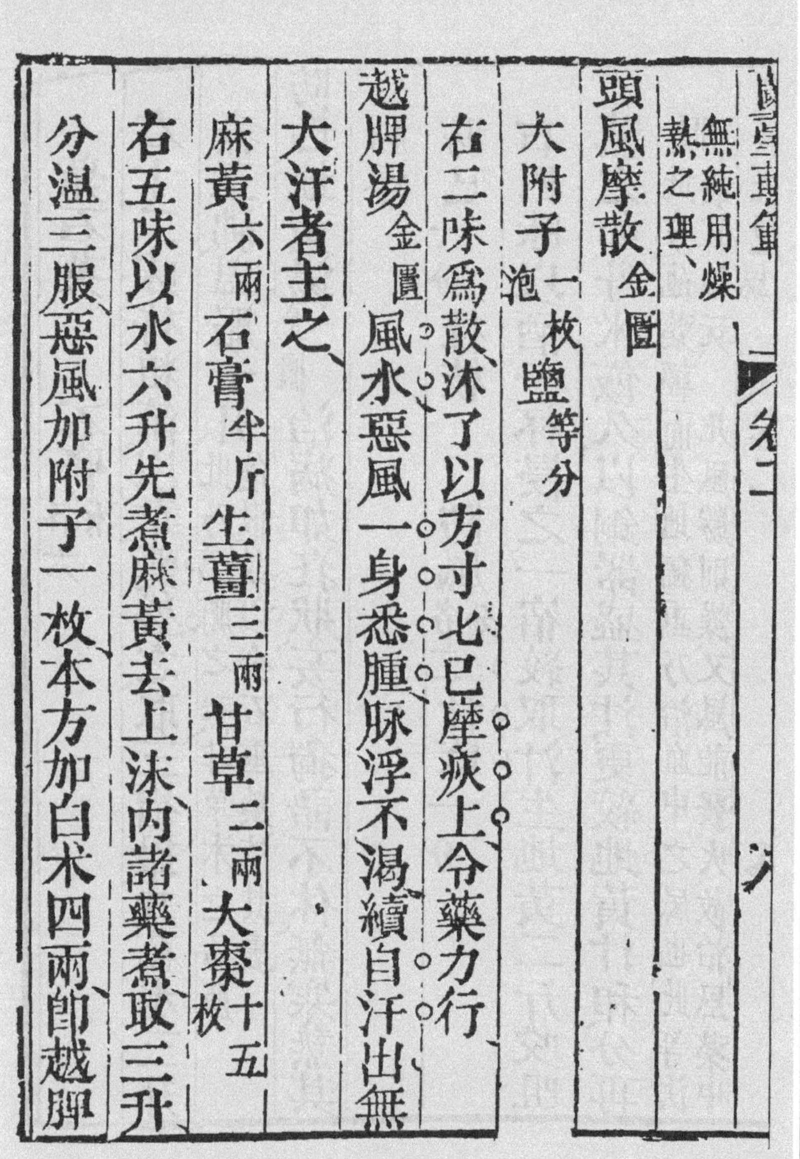

無純用燥熱之理、

頭風摩散金匱

大附子一枚炮 鹽等分

右二味爲散沐了以方寸匕已摩疢上令藥力行

越婢湯金匱 風水惡風一身悉腫脉浮不渴續自汗出無大汗者主之、

麻黄六兩 石膏半斤 生薑三兩 甘草二兩 大棗十五枚

右五味以水六升先煮麻黄去上沫内諸藥煮取三升分溫三服惡風加附子一枚本方加白朮四兩即越婢

加朮湯、越婢寒散之方也，治風熱在表之症。

小續命湯千金　治卒中風欲死，身體緩急，口目不正，舌強不能言，奄奄忽忽，神精悶亂，諸風服之皆驗。

麻黃　防巳　人參　黃芩　桂心　芍藥　甘草　川芎　杏仁各一兩　防風一兩半　附子一枚　生薑五兩

右十二味，㕮咀，以水一斗二升，先煮麻黃三沸，去沫，內諸藥，煮取三升，分三服。不瘥更合三四劑，隨人風輕重虛實。脚弱服之亦瘥。恍惚者，加茯神、遠志；骨節疼煩有熱者去附子倍芎藭外臺加白术一兩石膏當歸各二兩無防已續命爲中風之主方因症加減變化由人而總不能舍此以立法後人不知此義人自爲説流弊無窮而中風一症遂十不愈一矣人參附桂何嘗不用必實見其有寒象而後可加然尤宜於西北人若東南人則當詳審勿輕試

錄驗續命湯　治中風痱身體不能自收口不能言冒昧不知痛處或拘急不得轉側

麻黃　桂枝　當歸　人參　乾薑　甘草各三兩　川芎　杏仁四十枚

右九味以水一斗煮取四升溫服一升當小汗薄覆脊

憑几坐，汗出則愈，不汗更服，無所禁，勿當風。并治但伏不得臥，咳逆上氣，面目浮腫。虛而感風則成痱，此治痱症之主方。

近效朮附湯　治風虛頭重眩，苦極，不知食味，暖肌補中益精氣。

白朮二兩　附子一枚半，炮去皮　甘草一兩，炙

右三味，剉，每五錢匕，薑五片，棗一枚，水盞半，煎七分，去滓溫服。此治中風後陽虛之症。按古今錄驗、近效二種，乃唐以前之方，竟今全本未見，外臺中引二書之方極多，金匱要畧宋人校書者，往往以本集中載方太少，故亦採取二書并千金、外臺之方，擇其精要者，附一二方於每病之後，而方首亦必不沒其所本之書，古人之不苟如此。今人見其方載入金匱中，即以爲仲

景所定之方誤矣須知之。

地黄煎千金　治熱風心煩悶及脾胃間熱不下食方

生地黄汁　枸杞根汁各二兩　生薑汁　酥各三升　荆瀝　竹瀝各五升　天門冬　人參各八兩　茯苓六兩　大黄　梔子各四兩

右十一味擣篩五物爲散先煎地黄等汁成膏内散攪匀每服一匕日再漸加至三匕覺利減風行必燥古人治風必用潤藥乃真訣也今人反以剛燥辛熱之品治之、是益其疾矣

三黄湯千金　治中風手足拘急百節疼痛煩熱心亂惡寒

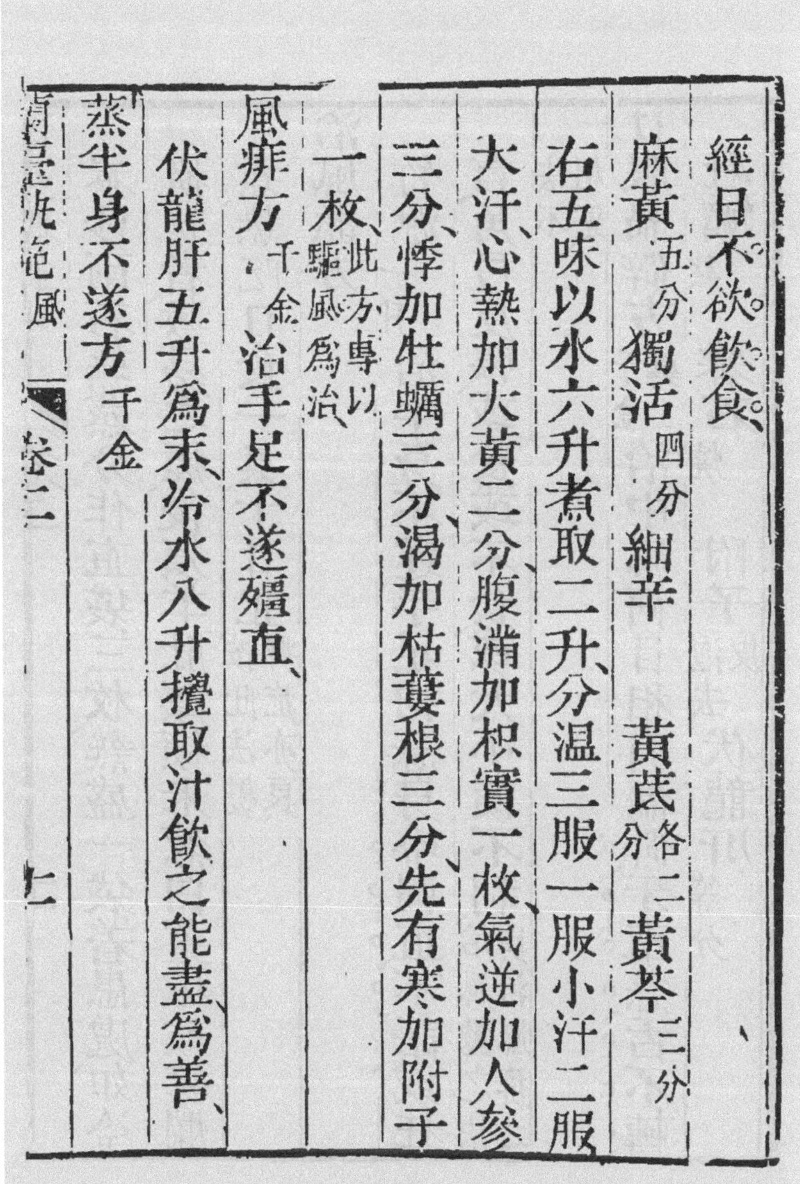

經日不欲飲食、

麻黃五分 獨活四分 細辛 黃芪各二分 黃芩三分

右五味以水六升煮取二升、分溫三服一服小汗二服大汗、心熱加大黃二分、腹滿加枳實一枚、氣逆加人參三分、悸加牡蠣三分渴加栝蔞根三分、先有寒加附子一枚、此方專以驅風爲治

風痱方千金 治手足不遂殭直、

伏龍肝五升爲末、冷水八升攪取汁飲之能盡爲善、

蒸半身不遂方千金

蚕沙兩石熟蒸分作直袋三枚熱盛一袋着患處如冷換熱者數易之瘥後須羊肚釀粳米葱白薑椒豉等爛煮熱吃日食一具十日止按此法熨痺症亦良

治風懿方

竹瀝一升 治半身不遂手足拘急身冷強直不語或狂言角弓反張或食或不食或大小便不利治風懿之法與治風痱之法不相遠

口眼喎僻方千金翼 治中風面目相引偏僻牙車急舌不轉

牡蠣熬 礬石燒 附子泡去皮 伏龍肝等分

右四味搗篩爲散以三歲雄雞血和藥敷上頭候看勿令太過偏右塗左偏左塗右正則洗去之

又方

大皂莢五兩去皮子 搗篩以三年大醋和塗緩處

又方千金翼 治風着人面引口偏着耳牙車急舌不得轉

生地黃汁 竹瀝各一升 獨活三兩切

右三味合煎取一升頓服之卽愈驅風舒經活血

開心肥健方千金翼

人參五兩 大猪肪八枚

右二味搗人參爲散猪肪煎取凝、每服以人參一分猪脂十分、以酒半升、和服之、一百日骨髓充溢、日記千言、身體潤澤、去熱風冷風心頭等風、月服二升半、即有大效、此方治老人及風燥者最宜、

一切風虛方千金翼

杏仁九升去尖及兩仁曝乾

右一味搗爲末、以水九升研濾如作粥法、緩火煎令如麻浮上、匙取和羹粥酒內一匙服之、每食即服不限多少、服七日後大汗出、二十日後汗止、慎風冷猪魚雞蒜

大醋一劑後諸風減差春夏恐酸少作服之秋九月後煎之此法神妙可深秘之此即作杏酪之法服食最宜

竹瀝湯 外臺 治諸中風

竹瀝二升 生葛根一升拔亦當用汁 生薑汁三合

右三味分三服日三此通經絡之法

卒不得語方 外臺

以苦酒煮芥子薄頸一周以衣包之一日一夕乃解瘥

中風不語方 寶鑑

取龜尿點舌 取龜尿法置龜於新荷葉上以猪鬃鼻

内徵之立出

地黄飲子　宣明　治中風舌瘖不能言，足廢不能行。此少陰氣厥不至，名曰風痱，急當温之。

熟地　山茱萸　五味子　蓯蓉酒浸　石斛

麥冬　石菖蒲　遠志　茯苓　桂心

附子炮　巴戟去心等分　薄荷七葉

右十三味，每服三錢，生薑五片，棗一枚，煎服。風氣甚而有火多痰者，忌服。此治少陰氣厥之方，所謂痱中風也，故全屬補腎之藥。庸醫不察，竟以之治一切中風之症，輕則永無愈期，甚則益其病而致死。醫者病家終身不悟也。

稀涎散局方 治中風牙關緊急并治單蛾雙蛾

江子仁六粒 牙皂三錢 明礬一兩

右先化開礬入二味待礬枯為末每用三分吹入喉中此急救吊痰開喉之法

稀薟丸本事方 治口眼喎斜偏風失音不語時時吐涎久服并眼目清明鬚髮烏黑筋骨強健

稀薟 五月中取葉及嫩枝洗九蒸九曬微焙為末煉蜜丸桐子大溫酒或米飲下三四十丸按余取稀薟瀝汁熬膏打末為丸尤有力此緩治之劑非一時救病之法

控涎丹 三因方

甘遂　大戟　白芥子 等分

右爲末煮糊丸桐子大曬乾臥時淡薑湯或熱湯下五七丸至十丸 此乃下痰之方人實症實者用之。

滌痰散 嚴氏 治中風痰迷心竅舌強不能言

南星 薑製　半夏 各二錢半　枳實　茯苓 各二錢　橘紅 一錢　石菖蒲　人參 各一錢　竹茹 七分　甘草 五分

右九味加薑五片水煎服 此治心經之痰

勝金丸 本事方 治中風忽然昏倒若醉形體昏悶四肢不收

風涎潮於上膈氣閉不通、

生薄荷半兩 猪牙皂角二兩捶碎水一升二味一處浸取汁研成膏 瓜蔕末一兩 藜蘆二兩 硃砂五錢許研

右將硃砂末二分與二味研勻用膏子搜和丸如龍眼大以硃砂一分爲衣溫酒化下一丸甚者二丸以吐爲度得吐即醒不醒者不治實見其痰在上膈則可用否則提氣上升反成厥冐等疾

銀液丹局方 治諸風痰涎蘊結心膈滿悶頭痛目運面熱心忪痰唾稠黏精神昏憒及風涎潮搐並宜服之、

天南星三分爲末 硃砂半兩研飛 鐵粉 水銀各三兩結砂子 膩粉一兩

研

黑鉛煉十遍秤三兩與水銀結沙爲小塊同甘草十兩水煮半日候冷研

右研勻麵糊丸梧桐子大每服二丸同薄荷蜜湯下生薑湯亦可微爲度食後服如治風癇不計時候服痰涎逆上用此鎮墜亦不可少前方提之使出此方鎮之使下隨宜施治全在辨症之確

癘風方　治眉落鼻壞徧體生瘡　出神仙感遇傳

角刺一二升燒灰　大黃九蒸曬

右爲末再煎大黃湯服方寸匕旬日即愈

青州白圓局方見通治

瘰癧節

靈素

靈周痹論黄帝曰願聞衆痹、岐伯對曰此各在其處、更發更止更居更起以右應左以左應右非能周也、更發更休也、帝曰、善願聞周痹何如、岐伯對曰、周痹者在於血脉之中、隨脉以上、隨脉以下、不能左右、各當其所、帝曰善此痛安在、何因而有名、岐伯對曰風寒濕氣客於外分肉之間、迫切而爲沫、沫得寒則聚、聚則排分肉而分裂也、經中無痰字沫即痰也分裂則痛、痛則神歸之、神歸之則熱、熱則痛解、痛解則厥、厥則他痹發、發則如是此内不在臟而外未發於皮、

獨居分肉之間、眞氣不能周、故曰周痺、

深痺　九鍼十二原篇、八風傷人、內舍於骨解腰脊節腠理之間、爲深痺、

風痺　壽天剛柔篇、病在陽者、命曰風、病在陰者、命曰痺、陰陽俱病者、命曰風痺、二病之殊、兩言而定、

寒痺　壽天剛柔篇、寒痺之爲病也、留而不去、時痛而皮不仁、

素問痺論、帝問痺之安生、岐伯對曰、風寒濕三氣雜至、合而爲痺也、其風氣勝者、爲行痺、寒氣勝者、爲痛痺、濕氣勝

者爲着痺也。凡痺之客五臟者，（客五臟，痺氣入內而生內症矣）肺痺者，煩滿喘而嘔。心痺者，脈不通，煩則心下鼓，暴上氣而喘，嗌乾善噫，厥氣上則恐。肝痺者，夜臥則驚，多飲，數小便，上爲引如懷。腎痺者，善脹，尻以代踵，脊以代頭。脾痺者，四肢解墮，發欬嘔汁，上爲大塞。腸痺者，數飲而出不得，中氣喘爭，時發飧泄。胞痺者，少腹膀胱按之內痛，若沃以湯，濇於小便，上爲清涕。陰氣者，靜則神藏，躁則消亡。飲食自倍，腸胃乃傷。淫氣喘息，痺聚在肺；淫氣憂思，痺聚在心；淫氣遺溺，痺聚在腎；淫氣乏竭，痺聚在肝；淫氣肌絕，痺聚在脾。諸痺不已亦益內也其風氣勝者其人易已也帝曰痺其時有死者有疼久者有易已者其故何也岐伯曰其入臟者死其留連筋骨間者疼久其留皮膚間者易已帝曰其客於六腑者何也岐伯曰此亦其食飲居處爲其病本也帝曰榮衛之氣亦令人痺乎岐伯曰營者水穀之精氣也和調於五臟灑陳於六腑乃能入於脉也故循脉上下貫五臟絡六腑也衛者水穀之悍氣也其氣慓疾滑利不能入於脉也故循皮膚之中分肉之間熏於肓膜散於胸腹逆其氣則病從其氣則愈不與風寒濕氣合故不爲痺帝曰善痺

或痛或不痛，或不仁，或寒或熱，或燥或濕，其故何也？岐伯曰：痛者，寒氣多也，有寒故痛也。其不痛不仁者，病久入深，營衛之行濇，經絡時疎，故不通；皮膚不營，故爲不仁。其寒者，陽氣少，陰氣多，與病相益，故寒。其熱者，陽氣多，陰氣少，病氣勝，陽遭陰，故爲痺熱。其多汗而濡者，此其逢濕甚也，陽氣少，陰氣盛，兩氣相感，故汗出而濡也。帝曰：夫痺之爲病，不痛何也？岐伯曰：痺在於骨則重，在於脈則血凝而不流，在於筋則屈不伸，在於肉則不仁，在於皮則寒，故具此五者則不痛也。凡痺之類，逢寒則蟲，逢熱則縱。

陰痺　至真要大論陰痺者按之不得腰脊頭項痛時眩大便難陰氣不用饑不欲食欬唾則有血心如懸病本於腎

筋肌骨痺　長刺節論病在筋筋攣節痛不可以行名曰筋痺病在肌膚肌膚盡痛名曰肌痺病在骨骨重不可舉骨髓酸痛寒氣至名曰骨痺

肉苛　逆調論帝曰人之肉苛者雖近於衣絮猶尚苛也是為何疾岐伯曰營氣虛衛氣實也營氣虛則不仁衛氣虛則不用營衛俱虛則不仁且不用肉如故也人身與志

不相有日死。

金匱

問曰：血痺病從何得之？師曰：夫尊榮人，骨弱肌膚盛，重因疲勞汗出，臥不時動搖，加被微風，遂得之。但以脈自微濇在寸口，關上小緊，宜鍼引陽氣，令脈和緊去則愈。

寸口脈沉而弱，沉即主骨，弱即主筋，沉即為腎，弱即為肝。汗出入水中，如水傷心，歷節痛，黃汗出，故曰歷節。

少陰脈浮而弱，弱則血不足，浮則為風，風血相搏，即疼痛如掣。

盛人脈濇小，短氣自汗出，歷節疼不可屈伸，此皆飲酒汗出當風所致。味酸則傷筋，筋傷則緩，名曰泄。鹹則傷骨，骨傷則痿，名曰枯。枯泄相搏，名曰斷泄。營氣不通，衛不獨行，營衛俱微，三焦無所御，四屬斷絕，身體羸瘦，獨足腫大，黃汗出，脛冷。假令發熱，便爲歷節也。

痹歷節方

痺症方 靈樞

治之以馬膏，膏其急者，以白酒和桂，以塗其緩者，以桑鈎鈎之，即以生桑炭置之坎中，高下以坐等，以膏熨急頰，且飲美酒，噉美炙肉，不飲酒者自强也，爲之三拊而馬膏馬脂也其性味甘平柔潤能養筋治痺故可以已膏其急者白酒辣桂性味辛溫能通經絡行血脉故可以塗其緩者桑之性平能利關節除風寒濕痺諸痛故以桑鉤鉤之者鉤正其口也復以生桑火炭置之地坎之中高下以坐等者欲其淺深適中便於坐而得其暖也然後以前膏熨其急頰且飲之美酒噉之美肉皆助血舒筋之法也雖不善飲亦自強之三拊而已言再三拊摩其患處則病亦已矣筋骨之病總在軀殼古法多用外治今人不能知矣

寒痺熨法 靈樞

用淳酒二十升蜀椒一升乾薑一斤桂心一斤凡四種皆㕮咀漬酒中用綿絮一斤細白布四丈并內酒中置酒馬矢熅中（馬矢熅中者燃馬屎而煨之也）蓋封塗勿使泄五日五夜

出布綿絮曝乾之乾後復漬以盡其汁每漬必晬晬周日也其日乃出乾并用滓與綿絮複布爲複巾重布爲巾如今之夾袋所以盛貯綿絮藥滓也長六七尺爲六七巾則用生桑炭炙巾以熨寒痺所刺之處令熱入至於病所熨寒痺所刺則知先已刺過然後熨之若不刺而徒熨恐藥性不易入則刺法亦當考明寒復炙巾以熨之三十遍而止汗出以巾拭身亦三十遍而止

黄芪桂枝五物湯金匱治血痺陰陽俱微寸口關上微尺中小緊外症身體不仁如風痺狀

黄芪　芍藥　桂枝各三兩　生薑六兩　大棗十二枚

右五味以水六升煮取二升溫服七合日三服一方有人參此即桂枝湯以黃芪易甘草乃衛虛營弱之方固衛即以護營

桂枝芍藥知母湯金匱治肢節疼痛身體尪羸腳腫如脫頭眩短氣溫溫欲吐

桂枝四兩　芍藥三兩　甘草　麻黃　附子炮各二兩　生薑　白朮各五兩　知母四兩

右九味以水七升煮取二升溫服七合日三服此為陽虛之症

烏頭湯金匱治歷節疼痛不可屈伸

麻黃　芍藥　黃芪　甘草炙各三兩　烏頭三枚㕮咀以蜜

二升煮取一升即出烏頭

右五味㕮咀四味水三升煮取一升去滓内蜜煎中更煎之服七合不知更服之其煎法精妙可師風寒入節非此不能通達陽氣

獨活寄生湯千金 治風寒濕痺偏枯脚氣

獨活三兩 桑寄生 秦艽 細辛 歸身

生地 白芍 川芎 桂心 茯苓 杜

仲 牛膝 人參 甘草各等分 一方有防風

右十四味爲粗末每服四錢煎服此驅風通治之方

舒筋飲 治臂痛不能舉由氣血凝滯經絡不能行所

致非風非濕腰以下食前服腰以上食後服

片薑黄二錢如無以莪朮代之　赤芍　當歸　海桐皮去粗皮

白朮各一錢五分　羌活　炙甘草各一錢

右七味加薑三片煎服磨沉香汁少許

拔痹膏

用生半夏爲末同廣膠等分先用薑汁將膏煎烊調入

半夏塗

史國公酒方聖惠　治中風語言蹇澁手足拘攣半身不遂

痿痹不仁

當歸酒洗　虎脛骨酒浸一日焙乾醋炙　羌活　鱉甲炙　萆薢

防風　秦艽　牛膝　松節　晚蠶沙

二兩　枸杞子五兩　茄根八兩蒸

右爲粗末、絹袋盛、浸無灰酒一斗、七十日取飲、

半身不遂外治方見風門十二　大活絡丹十四　指迷茯苓丸十二俱見通治

痿

素問

素問痿論、黃帝問曰、五臟使人痿何也、岐伯對曰、肺主身之皮毛、心主身之血脈、肝主身之筋膜、脾主身之肌肉、腎

主身之骨髓故肺熱葉焦則皮毛虛弱急薄着則生痿躄也心氣熱而下脉厥而上上則下脉虛虛則生脉痿樞折挈脛縱而不任地也肝氣熱則胆泄口苦筋膜乾筋脉乾則脛急而攣發爲筋痿脾氣熱則胃乾而渴肌肉不仁發爲肉痿腎氣熱則腰脊不舉骨枯而髓減發爲骨痿帝曰何以得之岐伯曰肺者臟之長也爲心之蓋也有所失亡所求不得則發肺鳴鳴則肺熱葉焦故曰五臟因肺熱葉焦發爲痿躄此之謂也（痿症總屬熱而皆關於肺後人治痿而用燥熱之藥俱誤）悲哀太甚則胞絡絶胞絡絶則陽氣內動發則心下崩數溲血

也故本病曰大經空虛發爲肌痺傳爲脉痿思想無窮所願不得意淫於外入房太甚宗筋弛縱發爲筋痿及爲白淫故下經曰筋痿者生於肝使内也有漸於濕以水爲事若有所留居處相濕肌肉濡漬痺而不仁發爲肉痿故下經曰肉痿者得之濕地也有所遠行勞倦逢大熱而渴渴則陽氣内伐内伐則熱舍於腎腎者水臟也今水不勝火則骨枯而髓虛故足不任身發爲骨痿故下經曰骨痿者生於大熱也黄帝曰何以別之岐伯曰肺熱者色白而毛敗心熱者色赤而絡溢肝熱者色蒼而爪枯脾熱者色黄

而肉蠕動腎熱者色黑而齒槁帝曰如夫子言可矣論言治痿者獨取陽明何也岐伯曰陽明者五臟六腑之海主潤宗筋宗筋主束骨而利機關也衝脈者經脈之海也主滲灌谿谷與陽明合於宗筋陰陽總宗筋之會會於氣街氣街一名氣衝足陽明經穴在毛際兩旁鼠鼷上一寸動脈處而陽明為之長皆屬於帶脈而絡於督脈故陽明虛則宗筋縱帶脈不引故足痿不用也帝曰治之奈何岐伯曰各補其榮諸經所溜為榮而通其俞諸經所注為俞調其虛實和其順逆筋脈骨肉各以其時受月則病已矣時受月王冰注謂病所受之時月未知是否

生氣通天論濕熱不攘大

筋緩經小筋弛長緛短爲拘弛長爲痿

難經

五損損於骨骨痿不能起於牀

痿方

金剛丸 保命 治腎損骨痿不能起於牀

萆薢　杜仲 炒去絲　蓯蓉 酒浸　等分

右爲末酒煮腰子搗丸如桐子大每服五七十丸温酒下

虎骨四觔丸 局方 治脚痿

宣木瓜　天麻　萆薢　牛膝各焙乾一斤　附子

虎骨各一兩酥炙

右以上各如法修製，先將前四味用無灰酒浸，春秋各五日，夏三，冬十日，取出焙乾，入附子、虎骨，共研爲末，用浸藥酒打麪糊丸梧子大，每服五十丸，食前鹽湯下。

加减四斤丸三因　治腎肝虚熱淫於内，致筋骨痿弱，足不任地，驚恐戰掉，潮熱時作，飲食無味，不生氣力，

肉蓯蓉酒浸　牛膝酒浸　木瓜乾　鹿茸酥炙　熟地

五味子酒浸　兎絲子酒浸各等分

右爲末煉蜜丸桐子大每服五十丸溫酒米飲下一方不用五味有

煨腎丸保命 治腎肝虛及脾損穀不化

牛膝 萆薢 杜仲炒去絲 白蒺藜 防風 兎絲子酒浸 蓯蓉酒浸 葫蘆巴 破故紙等分 桂枝減半

右爲末將猪腰子製如食法搗爛蜜丸如桐子大每服五七十丸溫酒送下又治腰痛不起亦治骨痿

續骨丹本事 治兩脚軟弱虛羸無力及小兒不能行

天麻酒浸 白附子 牛膝 木鱉子各半兩 羌活半兩 烏頭一錢泡 地龍去土一分 乳香 沒藥各二錢 硃砂一錢

右以生南星末一兩無灰酒炙糊丸雞頭大硃砂為衣

此加味活絡丹也舒筋最宜

思仙續斷圓本事 治肝腎風虛氣弱脚不可踐地腰脊疼痛風毒流注下經行止艱難小便餘瀝此補五臟內傷調中益精涼血堅強筋骨益智輕身耐老

思仙术 生地各五兩 五加皮 防風 米仁

羌活 川斷 牛膝各三兩 萆薢四兩

右爲細末好酒三升化青鹽三兩用大木瓜半斤去皮子以鹽酒煮木瓜成膏杵丸如桐子大每服三四十丸空心食前溫酒鹽湯下膏少和酒可也此方治下焦風濕脚氣亦效

內經針痿之法獨取陽明以陽明爲諸筋總會也而用藥則補腎爲多以腎爲筋骨之總司也養其精血而逐其風痰則大畧無誤矣

虎潛丸丹溪　大活絡丹以上二方俱見通治

厥

靈素

靈癲狂篇厥逆爲病也足暴清胸若將裂腸若將以刀切

之煩而不能食脉大小皆濇厥之象如此甚則不知人矣

素厥論黃帝問曰厥之寒熱者何也岐伯對曰陽氣衰於下則爲寒厥陰氣衰於下則爲熱厥帝曰熱厥之爲熱也必起於足下者何也岐伯曰陽氣起於足五指之表陰脉者集於足下而聚於足心故陽氣勝則足下熱也帝曰寒厥之爲寒也必從五指而上於膝者何也岐伯曰陰氣起於五指之裏集於膝下而聚於膝上故陰氣勝則從五指至膝上寒其寒也不從外皆從內也

解精微論厥則目無所見夫人厥則陽氣并於上陰氣并於下陽并於上則

火獨光也陰并於下則足寒足寒則脹也厥則無不因陽氣在上若不能通陰納陽而用辛熱滋藏之藥貽害無窮　調經論血之與氣并走於上則爲大厥厥則暴死氣復反則生不反則死　陽明脉解論厥逆連藏則死連經則生

瘖俳煎厥　素脉解篇內奪而厥則爲瘖俳此腎虛也少陰不至者厥也肝氣當治而未得故善怒善怒者名曰煎厥劉河間地黃引子專治瘖俳　生氣通天論陽氣者煩勞則張精絕辟積於夏使人煎厥此皆治肝脾之逆

薄厥　素生氣通天論陽氣者大怒則形氣絕而血菀於上

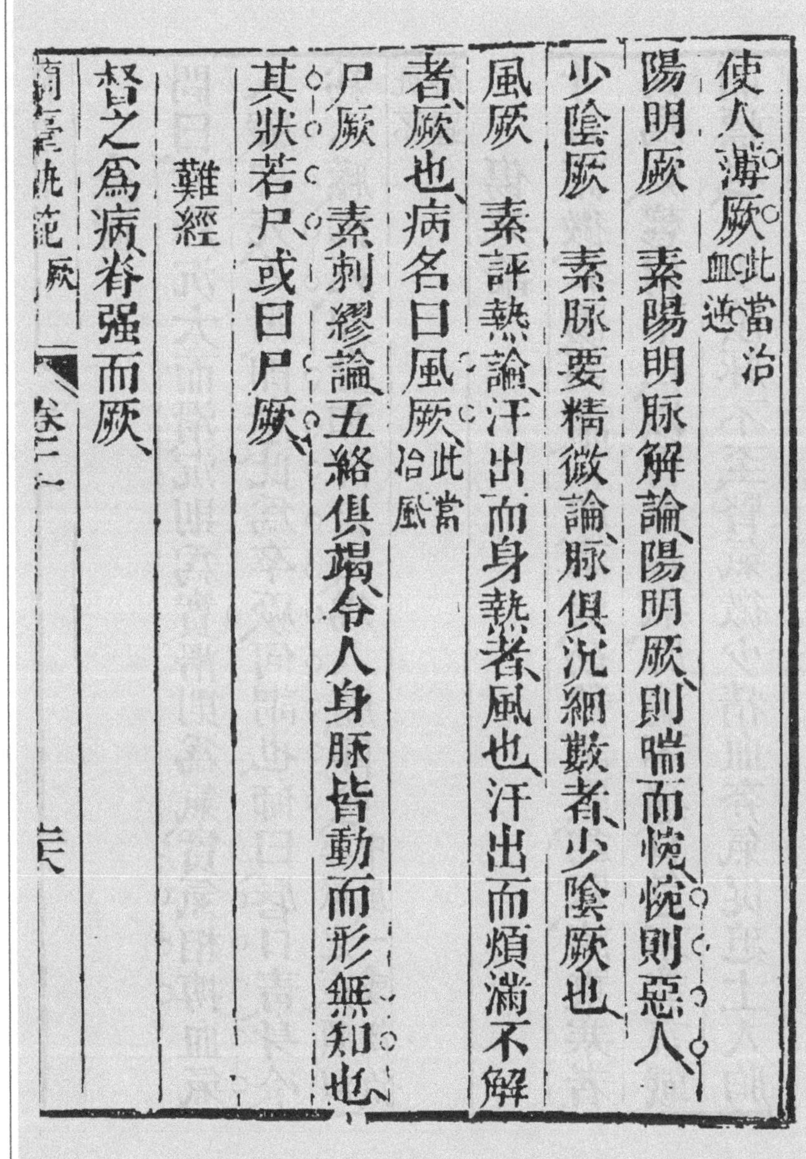

使人薄厥。此當治血逆

陽明厥　素陽明脉解論、陽明厥、則喘而惋、惋則惡人、

少陰厥　素脉要精微論、脉俱沉細數者、少陰厥也、

風厥　素評熱論、汗出而身熱者風也、汗出而煩滿不解者厥也、病名曰風厥、此當治風

尸厥　素刺繆論、五絡俱竭、令人身脉皆動而形無知也、其狀若尸、或曰尸厥、

難經

督之爲病脊強而厥、

金匱

問曰寸脉沉大而滑沉則爲實滑則爲氣實氣相搏血氣入藏卽死入腑卽愈此爲卒厥何謂也師曰脣口青身冷爲入藏卽死如身和汗自出爲入腑卽愈卒厥之症頗似中風一或誤治死不旋踵

傷寒論

寸口諸微亡陽諸濡亡血諸弱發熱諸緊爲寒諸乘寒者則爲厥鬱冒不仁以胃無穀氣脾濇不通口急不能言戰而慄也　少陰脉不至腎氣微少精血奔氣促迫上入胸

竅，宗氣反聚，血結心下，陽氣退下，熱歸陰股，與陰相動，令身不仁，此爲尸厥。少陽厥陰俱病，耳聾囊縮而厥，水漿不入，不知人者，六日死。此爲寒厥

諸四逆厥者，不可下之，虛家亦然。以下所論諸條皆指傷寒症手足逆冷而言，非氣逆不知人之厥也

傷寒始發熱六日，厥反九日而利，凡厥利者，當不能食，今反能食者，恐爲除中，食以索餅，不發熱者，知胃氣尚勝，必愈。傷寒一二日至四五日而厥者，必發熱，前熱者後必厥，厥深者熱亦深，厥微者熱亦微，厥應下之，而反發汗者，必口傷爛赤。此爲熱厥 凡厥者，陰陽氣不相順接，便

爲厥此致厥之由 厥者手足逆冷是也此厥之象 傷寒脉微而厥至七八日膚冷其人躁無暫安時者此爲臟厥 傷寒熱少厥微指頭寒默默不欲食煩躁數小便利色白者此熱除也欲得食其病爲愈若厥而嘔胸脇煩滿其後必便血熱入裏 病者手足厥冷言我不結胸小腹滿按之痛者此冷結在膀胱關元也 傷寒發熱下利厥逆躁不卧者死 傷寒發熱下利至甚厥不止者死 傷寒五六日不結胸腹濡脉虛復厥者不可下此爲亡血下之死 傷寒脉促手足厥逆者可灸之 下利手足厥冷無脉者灸之不温若

脉不還反微喘者死。虛寒之厥 下利後脉絕，手足厥冷，晬時脉還，手足溫者生，脉不還者死。 病人手足厥冷，脉乍結，以客氣在胸中，心中滿而煩，欲食不能食者，病在胸中，當吐之。傷寒論中厥症諸條，有寒有熱，有虛有實，有寒熱互乘，其變不一，隨病異形，非厥之正病也，尤不可不潛心體察。凡一病其變態不同如此，何可執一說以人命爲兒戲耶。

厥方

尸厥方 素問 以竹管吹其兩耳，鬄鬄同剃 其左角之髮方一寸，燔治，飲以美酒。燔治燒爲末也

赤圓 金匱 寒氣厥逆主之。

茯苓　半夏各四兩洗　烏頭二兩一方用桂　細辛一兩千金作人參

右六味末之，內眞朱爲色，煉蜜丸如麻子大，先食酒飲下三丸，日再夜一服，不知稍增之，以知爲度。眞朱即硃砂。

茯苓甘草湯傷寒論　傷寒厥而心下悸者，宜先治水，當服此湯，却治其厥，不爾水漬入胃，必作利也。

茯苓二兩　桂枝二兩　甘草一兩炙　生薑二兩

右四味，水四升，煮取二升，分溫三服。

尸蹷方金匱　治尸蹷脉動而無氣，氣閉不通，故靜而死也。

菖蒲屑內鼻兩孔中吹之，令人以桂屑着舌下。

白薇湯方 本事 人平居無苦疾，忽如死人，身不動搖，默默不知人，目閉不能開，口瘖不能言，或微知人，或惡聞人聲，但如眩冒，移時方寤。此由出汗過多，血少，氣併於陽，獨上而不下，氣壅塞而不行，故身如死。氣過血還，陰陽復通，移時方寤，名曰鬱冒，亦名血厥，婦人多有之，宜服

白薇　當歸各一兩　人參　甘草各一錢

右爲粗末，每服五錢，水二盞，煎至一盞，去滓溫服。此病最多，而婦科皆不知，無不誤治。

四逆湯 傷寒論 下利厥逆而惡寒者主之。大汗若大下利而

冷厥者亦主之。方見傷寒

通脉四逆湯傷寒論　下利清穀，裏寒外熱，汗出而厥者，主之。方見通治

附加減法，如面色赤者，加葱九莖。腹中痛者，去葱加芍藥二兩。嘔者加生薑二兩。咽痛者去芍藥加桔梗一兩。利止脉不出者，去桔梗加人參一兩。

當歸四逆湯傷寒論　手足厥冷，脉細欲絶者，主之。方見傷寒論。以上三方皆治寒極之厥，與熱厥正相反，須辨之。

瓜蔕散二十　白虎湯此治熱厥，二方俱見傷寒　烏梅丸此治蚘厥，見蚘門十五　蘇合香丸此治氣厥　四磨飲三十　至寶丹以上三方俱見通治

虛勞

金匱

夫男子平人脉大爲勞極虛亦爲勞、男子面色薄者主渴及亡血卒喘悸脉浮者裏虛也 男子脉虛沉弦無寒熱短氣裏急小便不利面赤白時目瞑兼衄少腹滿此爲勞使之然、勞之爲病其脉浮大手足煩春夏劇秋冬瘥、陰寒精自出酸削不能行、男子脉浮弱而濇爲無子精氣清冷、 男子平人脉虛弱細微者喜盜汗也、 人年五六十其病脉大者痺侠背行若腸鳴馬刀侠癭者皆爲勞得之、脉沉小遲名脫氣、其人疾行則喘喝、手足逆寒、腹満甚、則溏泄食不消化也、脉弦而大、弦則為減、大則為芤、減則為寒、芤則為虛、虛寒相搏、此名為革、婦人則半產漏下、男子則亡血失精、古人所謂虛勞、皆是純虛無陽之症、與近日之陰虛火旺吐血咳嗽者正相反、誤治必斃、近日吐血咳嗽之病乃是血症、有似虛勞、其實非虛勞也、

病源

夫虛勞者、五勞六極七傷是也、五勞者、一曰志勞、二曰思勞、三曰心勞、四曰憂勞、五曰瘦勞、六極者、一曰氣極、二曰血極、三曰筋極、四曰骨極、五曰肌極、六曰精極、七傷者、一

曰陰寒、二曰陰萎、三曰陰急、四曰精連、五曰精少陰下濕、六曰精清、七曰小便苦數臨事不卒、

五蒸、一骨蒸、根在腎、二脉蒸、根在心、三皮蒸、根在肺、四肉蒸、根在脾、五內蒸、亦名血蒸、必外寒而內熱、把手附骨而內熱甚、根在五臟六腑、　又有二十三蒸、各有症名、

肺勞者、短氣面腫、鼻不聞香臭、　肝勞者、面目乾黑、口苦、精神不守、恐畏不能獨卧、目視不明、　心勞者、忽忽喜忘、大便苦難、或時鴨溏、口內生瘡、　脾勞者、舌苦直、不能咽唾、　腎勞者、背難以俛仰、小便不利、色赤黃而有餘瀝、莖

內痛、陰濕癢生瘡、小腹滿急、此乃五臟之勞、

虛勞方

桂枝加龍骨牡蠣湯金匱 失精家少腹弦急陰頭寒目弦一作頭眶痛髮落脉極虛芤遲為清穀亡血失精脉得諸芤動微緊、男子失精、女子夢交、此湯主之、

桂枝二兩 芍藥 生薑各三兩 甘草二兩 大棗十二枚 龍骨 牡蠣各三兩

右七味以水七升煮取三升分溫三服、脉極虛芤遲乃為虛寒之症、故用桂枝及建中等湯、若嗽血而脉數者乃陰虛之症、與此相反、誤用必斃、

薯蕷丸金匱　虛勞諸不足風氣百疾主之

薯蕷三十分　當歸　桂枝　麴　乾地黃　豆黃卷各十分　甘草二十八分　人參十分　芎藭　芍藥　白朮　麥門冬各六分　柴胡　桔梗　茯苓各五分　阿膠七分　杏仁六分　乾薑三分　白歛二分　防風六分　大棗百枚為膏

右二十一味末之煉蜜和丸如彈子大空腹酒服一丸一百丸為劑

大黃䗪蟲丸金匱　五勞虛極羸瘦腹滿不能飲食食傷憂

傷飲傷房室傷饑傷勞傷經絡榮衛氣傷內有乾血肌膚甲錯兩目暗黑此丸主之

大黃十分蒸 黃芩二兩 甘草三兩 桃仁一升 杏仁一升 芍藥四兩 乾地黃十兩 蠐螬一升 乾漆一兩 蝱蟲一升 水蛭百枚 䗪蟲半升

右十二味末之煉蜜爲丸小豆大酒飲服五丸日三服

血乾則結而不散非草木之品所能下必用食血之蟲以化之此方專治瘀血成勞之症瘀不除則正氣永無復理故去瘀即所以補虛也

治夢洩精方 千金

韭子一升

右爲末酒服方寸匕日三服立效

羌活補髓丸 千金 療髓虛腦痛不安膽腑中寒

羌活 川芎 當歸各三兩 桂心二兩 人參四兩 酥一升 大麻仁二升熬研脂 棗肉一斤研脂 牛髓 羊髓各一升

右十味先篩前五味爲散後用棗肉麻仁打勻再下二髓及酥重湯煮之爲丸桐子大酒服三十丸日再服

肘後獺肝散 金匱附方 治冷勞又主鬼疰一門相染

獺肝一具炙乾末之

右水服方寸匕，日三服。

骨蒸方　千金　療熱骨蒸羸瘦，煩悶短氣，喘息鼻張，日西卽發。

龍胆　黃連　栝蔞各一兩　梔子二七枚　芒硝半兩　青葙子　苦參　大黃　黃芩　芍藥各半兩

右十一味，擣篩爲末，煉蜜和丸如梧子大，飲服十丸，日二服，以知爲度。此爲純寒之劑，實熱者宜之。

救急療瘦疾方　外臺

炙甘草三兩

右一味小便煑服用小便奇此方亦治咽痛

口乾方外臺療脾熱脇痛熱滿不歇目赤不止口唇乾裂

石膏碎綿裹　生地汁　赤蜜各一升　淡竹葉五升切

右四味水一斗二升先煑竹葉取七升去滓煑石膏取一升五合去滓納地黄汁煑二三沸下蜜煎三升細服

傳屍勞方外臺

獺肝一具破乾炙　鱉甲一枚炙　野狸頭一枚炙　紫菀四分　漢防已一兩半　蜀漆洗　麥冬　甘草炙各一兩

右藥擣篩已成煉烊羊腎脂二分合蜜一分烊令和丸

桐子大每服十丸加至十五丸日再其藥合和分一分懸門頗上一分着頭邊一分繫臂上先服頭邊次服臂上次服門上大驗

秦艽鱉甲散寶鑑　治骨蒸壯熱肌肉消瘦舌紅頰赤氣粗困倦盜汗

鱉甲　柴胡　地骨皮各一兩　秦艽　知母

當歸各五錢

右為末每半兩入烏梅一枚青蒿五葉同煎臨卧空心溫服

秦艽扶羸湯直指 治肺痿、骨蒸勞、嗽、聲嗄、自汗、體倦、

鱉甲 秦艽 當歸 人參各一錢半 柴胡二錢 地骨皮 紫苑 半夏 甘草各一錢

右九味加薑棗煎服

十味煎外臺 治凡病在胸膈上者宜飽服而在夜肺既居上則病在上晝宜服丸夜宜合桑白皮汁等服

桑白皮一升 地骨皮三升 二味以水七升煮取三升去滓澄清 生地汁五升 麥冬汁二升 生薑汁一升 竹瀝 生葛根汁各三升 白蜜一升 牛酥三合 大棗一升

右十味先煑生地以下葛根以上和煎瓶半則內桑皮等和煎之三分瓶一則內酥蜜棗等藥攪之勿停手如稠餳狀每服胡桃大一枚含之滋潤肺經此為第一薑汁宜用少許

百花煎類方奇要治吐血咳嗽補肺

生地汁　藕汁　黃牛乳各一升　胡桃十枚研細　黃明膠炙燥末半兩阿膠尤佳　生薑汁半升　乾柿五枚細研　大棗二十一枚煮去皮核研爛　清酒一升　秦艽半兩末秦艽味太苦宜用薄荷或蘇子汁　杏仁三兩研細

右藥煎瓶半入好蜜四兩漫火養成入磁器服一匙米飲調下日三方內薑汁太多宜減去大半

人參蛤蚧散寶鑑 治二三年間肺逆喘嗽咯吐膿血滿面生瘡遍身黃腫、

蛤蚧一對全者河水浸五宿逐日換水洗去腥氣酥炙黃 杏仁五兩 甘草炙三兩 人參 茯苓 貝母 知母 桑白皮各二兩

右爲細末磁器內盛每日如茶點服神效、

金鎖固精丸 治夢遺滑精

芡實 蓮鬚 蒺藜各二兩 龍骨酥炙一兩 牡蠣煆四兩

右以蓮子粉糊丸服鹽湯送下、

金鎖丹方本事 治夢泄遺精關鎖不固、

茴香 葫蘆巴 破故紙炒 白龍骨各一兩 木香一兩五錢 胡桃三十個研膏 羊腎三對切開用鹽擦炙熟搗膏

右爲末，和二膏研勻，酒浸煮熟，丸桐子大。每服三五十丸，鹽湯下。

金鎖正元丹局方 治真氣不足，元臟虛弱，四肢倦怠，百節酸疼，精神昏困，手足多冷，心忪盜汗，飲食減少，小便滑數，遺精白濁。

五倍子 茯苓各八兩 補骨脂十兩 紫巴戟去心 葫蘆巴炒 蓯蓉洗淨，各一斤 硃砂別研 龍骨各三兩

右爲細末入研令匀酒糊爲丸如桐子大每服十五丸
至二十丸空心食前温酒或鹽湯下

犀角紫河車丸 寶鑑 治傳尸勞三月必平復其餘勞症即
消數服神效

紫河車一具米泔浸一宿洗净焙乾 鱉甲酥炙 桔梗 胡黄連
白芍 敗鼓皮心醋炙 大黄 貝母 龍胆
草 黄藥子 知母各二錢半 芒硝 犀角鎊 硃
砂各二錢研

右爲末蜜丸桐子大硃砂爲衣空心温酒服二十丸如

膈熱食後服，重病不過一料。

小建中湯金匱　黄芪建中湯金匱　炙甘草湯金匱附方

大建中湯　八味地黄丸金匱　人參養榮湯局方　瓊玉膏　生地黄煎外臺　四物二連湯元戎　以上九方俱見通治

消症附强中

靈素

靈師傳篇：胃中熱則消穀，令人懸心善饑。

素氣厥論：心移寒於肺，肺消。肺消者飲一溲二，死不治。

陰陽别論：二陽之病發心脾，有不得隱曲，女子不月。其傳

爲風消、其傳爲息賁、死不治。氣厥論、心移熱于肺、傳爲鬲消、

金匱

厥陰之爲病、消渴、氣上衝心、心中疼熱、飢而不欲食、食即吐蚘、下之利不止、此症不可誤認蚘厥、

病源

夫消渴者、渴不止、小便多是也。其病變多發癰疽、此坐熱氣留于經絡、血氣壅澁、故成癰膿。內消病者、不渴而小便多是也。利多不得潤養五臟、臟衰則生諸病、由腎盛之

時恣意快情致使虛耗故不渴而小便多也

强中病者莖長興盛不痿精液自出由少服五石熱住於腎中下焦虛少壯之時血氣尚豐能制於五石及至年衰血氣減少腎虛不復能制津液若精液竭則諸病生矣

消症方

文蛤散 金匱 渴欲飲水不止者主之 傷寒論治心煩肉上粟起意欲飲水反不渴者

文蛤五兩 上一味杵爲散以沸湯五合和服方寸匕 欲飲而不渴為胸中有水而口燥也

消渴方 千金

栝蔞根　生薑　麥冬　蘆根 切各二升　茅根 切三升

右五味㕮咀、以水一斗煮取三升、分三服、此清胃之主方

茯神湯 千金 泄熱止渴、治胃腑實熱引飲常渴者、

茯神 二兩　栝蔞根 五兩　生麥冬 五兩　萎蕤 四兩　知母 四兩　生地黃 六兩　小麥 二升　大棗 二十枚　淡竹葉 切三升

右九味以水三斗煮小麥竹葉取九升、去渣下藥煮取四升、分四服、不問早晚、但渴即進、通治渴患熱者、

黃連圓治渴方 千金

黃連一斤　生地黃一斤

右二味絞地黃汁浸黃連出曝燥復內汁中令汁盡乾搗末蜜丸桐子大服二十丸日三食前後無拘亦可爲散酒服方寸匕此治胃中有伏火之方製法神妙本事方用冬瓜汁和入黃連內爲丸卽以冬瓜汁煎大麥仁湯下亦彷此義則知多服冬瓜亦妙也

桑根湯千金翼　主口飲一石水方

桑根白皮切五升入地三尺者良炙令黃黑

右一味水煮以味濃爲度適寒溫任性飲戒食鹽

神效散本事方　治渴疾飲水不止

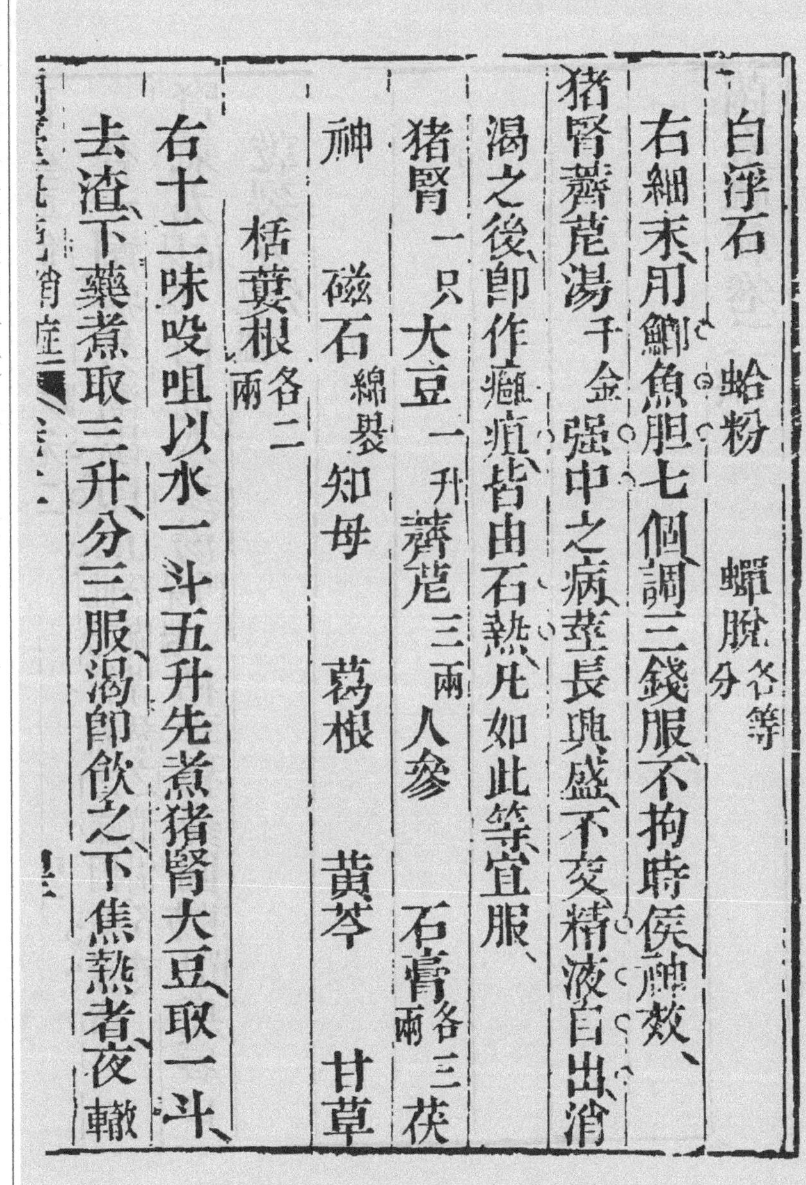

白浮石　蛤粉　蟬脫各等分

右細末，用鯽魚胆七個，調三錢服，不拘時候，神效。

猪腎薺苨湯千金　強中之病，莖長興盛，不交精液自出，消渴之後，即作癰疽，皆由石熱。凡如此等，宜服。

猪腎一只　大豆一升　薺苨三兩　人參　石膏各三兩　茯神　磁石綿裹　知母　葛根　黃芩　甘草　栝蔞根各二兩

右十二味，㕮咀，以水一斗五升，先煮猪腎、大豆，取一斗，去滓，下藥，煮取三升，分三服，渴即飲之。下焦熱者，夜輒

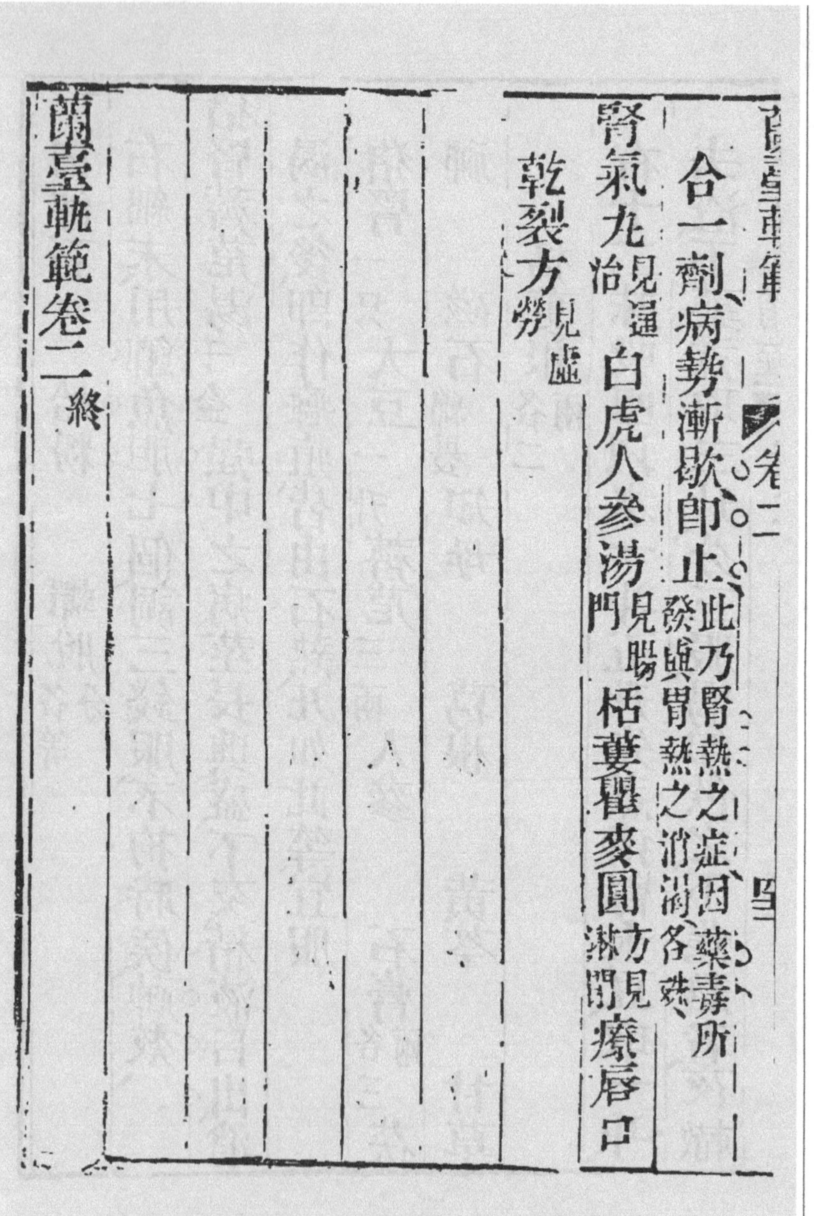

合一劑，病勢漸歇，即止。此乃腎熱之症，因藥毒所發，與胃熱之消渴各殊。

腎氣丸見遺治　白虎人參湯見暍門　栝蔞瞿麥圓方見淋閉　療脣口乾裂方見虛勞

蘭臺軌範卷二終

卷三湯方目

鱉甲散　升麻鱉甲湯　升麻鱉甲去雄黃

蜀椒方　梔子仁湯　還陽湯　萎蕤湯

白虎加蒼朮湯　黑膏以上傷寒　百合知母湯　滑石

代赭湯　百合雞子湯　百合地黃湯　百合

洗方　栝蔞牡蠣散　百合滑石散以上百合　九味羌

活湯　敗毒散　參蘇飲以上感冒　四時加減柴胡方

天行熱病方　苦參湯　凝雪湯　大黃

湯　蒸身法以上寒熱　霍亂轉筋入腹　又方　又

方　廣濟高良薑湯　霍亂轉筋入腹方　茱

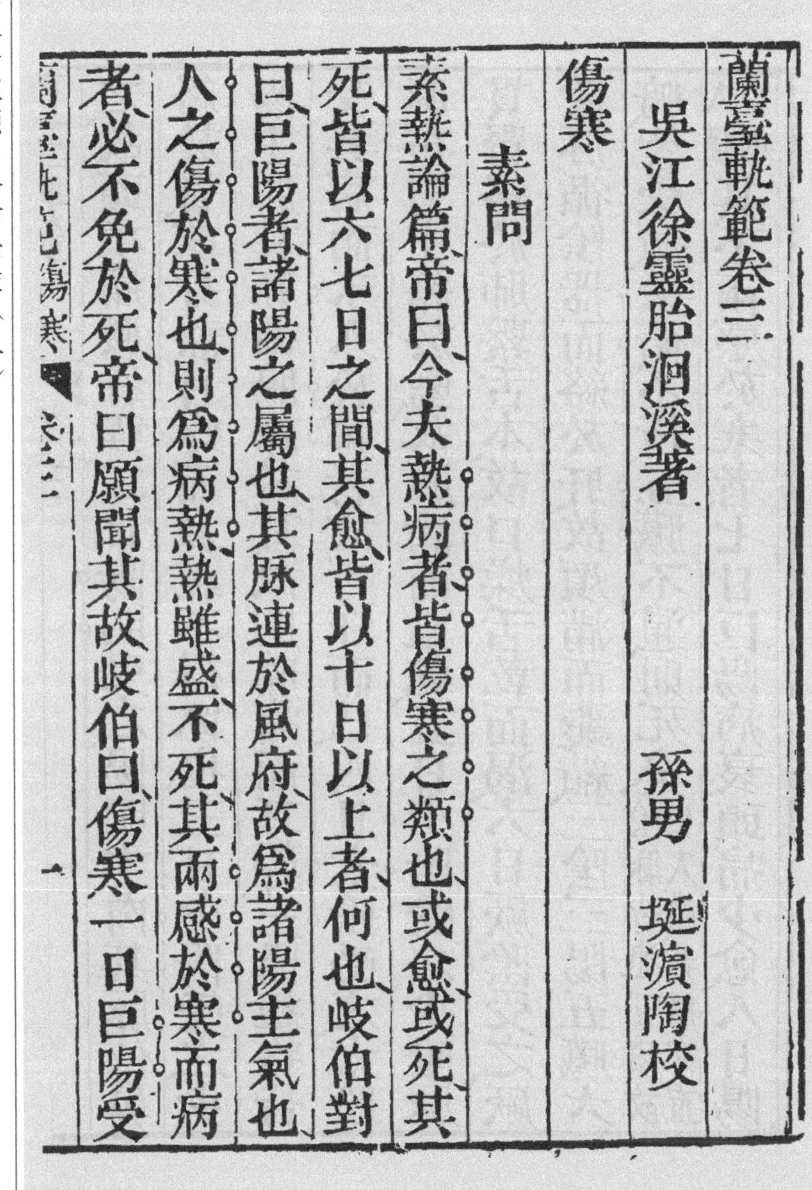

蘭臺軌範卷三

吳江徐靈胎洄溪著　孫男　埏濱陶校

傷寒

素問

熱論篇帝曰今夫熱病者皆傷寒之類也或愈或死其死皆以六七日之間其愈皆以十日以上者何也岐伯對曰巨陽者諸陽之屬也其脈連於風府故爲諸陽主氣也人之傷於寒也則爲病熱熱雖盛不死其兩感於寒而病者必不免於死帝曰願聞其故岐伯曰傷寒一日巨陽受

之故頭項痛腰脊強二日陽明受之陽明主肉其脉俠鼻絡於目故身熱目疼而鼻乾不得卧也三日少陽受之少陽主胆其脉循脇絡於耳故胸脇痛而耳聾三陽經絡皆受其病而未入於臟者故可汗而已四日太陰受之太陰脉布胃中絡於嗌故腹滿而嗌乾五日少陰受之少陰脉貫腎絡於肺繫舌本故口燥舌乾而渴六日厥陰受之厥陰脉循陰器而絡於肝故煩滿而囊縮三陰三陽五臟六腑皆受病榮衛不行五臟不通則死矣陰脉皆連五臟故曰入臟非風寒直入臟中也其不兩感於寒者七日巨陽病衰頭痛少愈八日陽

明病衰身熱少愈九日少陽病衰耳聾微聞十日太陰病衰腹減如故則思飲食十一日少陰病衰渴止不滿舌乾已而嚏十二日厥陰病衰囊縱少腹微下大氣皆去病日已矣帝曰治之奈何岐伯曰治之各通其臟脈病日衰已矣其未滿三日者可汗而已其滿三日者可泄而已 水熱穴論帝曰人傷於寒而傳爲熱何也岐伯曰夫寒甚則生熱也

兩感 素熱論帝曰其病兩感於寒者其脈應與其病形何如岐伯曰兩感於寒者病一日則巨陽與少陰俱病則

頭痛口乾而煩滿二日則陽明與太陰俱病則腹滿身熱不欲食譫言三日則少陽與厥陰俱病則耳聾囊縮而厥水漿不入不知人六日死帝曰五藏已傷六府不通榮衛不行如是之後三日乃死何也岐伯曰陽明者十二經脉之長也其血氣盛故不知人三日其氣盡故死兩感則表裏同病

温病暑病　素熱論凡病傷寒而成温者先夏至日者爲病温後夏至日者爲病暑暑當與汗皆出勿止

陰陽交　素評熱病論帝問曰有病温者汗出輒復熱而脉躁疾不爲汗衰狂言不能食病名爲何岐伯曰病名陰陽

交交者死也帝曰願聞其說岐伯曰人所以汗出者皆生於穀穀生於精今邪氣交爭於骨肉而得汗者是邪卻而精勝也精勝則當能食而不復熱復熱者邪氣也汗出者精氣也今汗出而輒復熱者是邪勝也不能食者精無俾也病而留者其壽可立而傾也且夫熱論曰汗出而脉尙躁盛者死今脉不與汗相應此不勝其病也其死明矣狂言者是失志失志者死今見三死不見一生雖愈必死也

遺證　素熱論帝曰熱病已愈時有所遺者何也岐伯曰諸遺者熱盛而强食之故有所遺也若此者皆病已衰而

熱有所藏，因其穀氣相薄，兩熱相合，故有所遺也。帝曰：善。治遺奈何？岐伯曰：視其虛實，調其逆從，可使必已矣。帝曰：病熱當何禁之？岐伯曰：病熱少愈，食肉則復，多食則遺，此其禁也。

難經

傷寒有幾？其脉有變不？然：傷寒有五，有中風，有傷寒，有濕溫，有熱病，有溫病，其所苦各不同。中風之脉，陽浮而滑，陰濡而弱；濕溫之脉，陽濡而弱，陰小而急；傷寒之脉，陰陽俱盛而緊濇；熱病之脉，陰陽俱浮，浮之而滑，沉之散濇；溫病之脉行在諸經不知何經之動也各隨其經所在而取之傷寒有汗出而愈下之而死者有汗出而死下之而愈者何也然陽虛陰盛汗出而愈下之即死陽盛陰虛汗出而死下之而愈陽虛陰盛者風傷衛而汗自洩寒氣在內而未出也陽盛陰虛者身熱汗閉燥火內結津液乾枯陰氣欲竭也此以存邪處為虛無邪處為盛

傷寒論六經脉症

太陽病脉浮頭項強痛而惡寒尺寸俱浮者太陽受病也其脉上連風府故頭項痛腰脊強發熱汗出惡風脉緩者名曰中風惡寒體痛嘔逆脉陰陽俱緊者名曰傷

寒、發熱惡寒者、發於陽也、無熱惡寒者、發於陰也、發於陽者七日愈、發於陰者六日愈、以陽數七陰數六也、

陽明中風、口苦咽乾、腹滿微喘、發熱惡寒、脉浮而緊、惡寒未離太陽陽明病、若能食、名中風、不能食、名中寒、

尺寸俱長者、陽明受病也、其脉俠鼻絡於目、故身熱目疼、鼻乾、不能臥、

陽明外証、身熱汗自出、不惡寒、反惡熱也、邪氣已離太陽故不惡寒

陽明脉大、以上皆陽明之經病有太陽陽明、有正陽陽明、有少陽陽明、此三條皆傳腑之症太陽陽明者、脾約是也、少陽陽明者、發汗利小便已、胃中燥煩實、大便難是也、

陽明之爲病、胃家

實也、此正陽陽明陽明居中土也、萬物所歸、無所復傳、始雖惡寒二日自止此爲陽明病也

少陽之爲病口苦咽乾目眩也、尺寸俱弦者、少陽受病也、其脉循脇絡於耳故胸脇痛而耳聾、少陽中風兩耳無所聞、目赤胸中滿而煩者、不可吐下、吐下則悸而驚、

傷寒脉弦細頭痛發熱者、屬少陽、頭痛發熱與太陽同而脉之弦細獨異

三陽合病、脉浮大上關上、但欲眠睡目合則汗、內熱已極

傷寒六七日無大熱、外熱輕則內熱重其人躁煩者、此爲陽去入陰也、若熱輕而不煩躁則病欲退矣傷寒三日、三陽爲盡、三陰當受邪、其人反能

食而不嘔此爲三陰不受邪也
太陰之爲病腹滿而嘔食不下自利益甚時腹自痛尺
寸俱沉細者太陰受病也其脉布胃中絡於嗌故腹滿而
嗌乾傷寒脉浮而緩手足自溫者繫在太陰同一太陰病而有沉細浮緩之殊蓋沉細乃太陰病脉浮緩乃太陰本脉也自利不渴者屬太陰以臟有
寒故也當溫之宜服四逆輩少陰自利而渴熱入下焦也此自利而不渴寒入中焦也
少陰之爲病脉微細但欲寐也衛氣行於陽則寤行於陰則寐少陰病欲
吐不吐心煩但欲寐五六日自利而渴者屬少陰也尺
寸俱沉者少陰受病也以其脉貫腎絡於肺繫舌本故口

燥舌乾而渴

厥陰之爲病，消渴，氣上撞心，心中疼熱，飢而不欲食，食則吐蚘，下之利不止。尺寸俱微緩者，厥陰受病也。以其脉循陰器，絡於肝，故煩滿而囊縮。厥陰中風，脉微浮爲欲愈，不浮爲未愈。

傷寒傳足不傳手經脉 此本陶節庵最爲明晰

足太陽脉起於目內眥，從頭下後項，連風府，行身之後，終於足。其外症頭疼，項强，腰脊痛，骨節痛，惡心，發熱，惡寒。標病宜發汗，但太多則亡陽，筋惕肉瞤。小便不利者，當利

自利者不可利利之引熱入膀胱其人如狂　不可下下之爲結胸

足陽明脉起於鼻頞絡於目循面下入迎入缺盆下膈屬胃行身之前終於足之厲兑穴故其症目痛鼻乾不得眠頭額痛身熱微惡寒無汗者屬標病宜解肌身熱發渴汗出屬本病宜淸熱解肌　若惡熱自汗發渴去衣被發斑發黄發狂大便秘腹滿此正陽明胃腑病也宜下之

足少陽脉起於目鋭眥上抵頭循角絡耳中循胸脇行身之側終於足故頭角痛目眩耳聾脇疼心下痞寒熱往來

嘔而口苦、膽熱也此經無標本只有小柴胡一湯和解、隨症加減有三禁汗之犯太陽下之犯陽明利之犯少陰、脉弦數者是本經症、

足太陰爲三陰經首其脉始於足大指上行至腹絡於喉連舌本行身之前也故腹滿自利咽乾嘔吐腹滿邪入脾也嘔吐脾氣不和也自利挾熱下利也咽乾脾脉連喉也頭不疼陰脉至頸而還也身微熱手足温表邪解而傳入裏也身目俱黄標病宜平熱腹滿硬痛渴而喉乾小便赤大便難本病雖宜下然當分寒熱施治、

足少陰脉始於足心上行貫脊循喉絡舌本下注心胸行身之後也其病手足乍冷乍温身不熱者標病二便不通舌乾口燥者本病此經本熱而標寒也宜急下以存腎水雖自利此是飲湯水所致不可疑爲寒也初病大熱至此變爲厥冷者是熱深厥亦深也急下之至陰又難拘定法因分直中者寒症傳經者熱症大抵六經中惟此難辨有直中眞陰者有夾陰中寒者有夾陰傷寒者有虛陽伏陰者有陰極發躁者有漏底傷寒者前二症身不熱厥冷全似少陰傳經而冷者後四症身熱面赤又全似陽大要口

燥舌乾渴而譫語大便實者傳經熱症也足冷嘔吐瀉痢不渴或惡寒腹痛者直中真寒症也

足厥陰脉始於足大指上循陰器抵小腹循脇上口唇與督脉會於巔頂行身之側也其症煩滿囊拳消渴舌捲譫語大便不通而頭疼手足乍冷乍温者此是陽經傳來熱邪本病宜急下若發熱惡寒狀如瘧疾此是熱邪在經標病宜和解若不嘔便清當有大汗至而自愈　頭疼者以督脉會於巔頂故也　大抵熱深厥亦深則舌捲囊縮肝主筋也陰寒冷極亦捲縮須以口渴不渴足冷不冷脉沉實沉

細別之、厥陰屬熱者甚多、後人皆指爲極寒、概用溫熱誤人無筭、熱讀傷寒論自知、

傷寒六經治法方諸方精義俱詳余所著傷寒類方中、不更贅、

桂枝湯俱本傷寒論治太陽中風頭疼發熱汗出惡風

桂枝三兩去皮 芍藥三兩 甘草二兩炙 生薑三兩 大棗十二枚擘

右五味㕮咀、以水七升微火煮取三升、去滓、適寒溫服一升、服已須臾歠熱稀粥一升餘、以助藥力、溫覆令一時許、遍身漐漐微似有汗者益佳、不可令如水流漓、病必不除、若一服汗出病差、停後服、不必盡劑、若不汗更服依前法、又不汗後服當小促其間、半日許令三服盡、

若病重者、一日一夜服周時觀之、服一劑盡、病証猶在者更作服、若汗不出者、乃服至二三劑、禁生冷粘滑肉麪五辛酒酪臭惡等物、此服外感風寒之藥服法、俱當如此、

麻黄湯　治太陽中寒、頭身俱痛、發熱無汗、惡風而喘

麻黄三兩去節　桂枝二兩去皮　甘草一兩炙　杏仁七十個湯泡去皮尖

右四味、以水九升、先煮麻黄、减二升、去上沫、内諸藥、煮取二升半、去滓、温服八合、覆取微似汗、不須啜粥、餘如桂枝法將息、

桂枝麻黄各半湯　治傷寒向愈、脉微緩、惡寒、身癢

桂枝一兩十六銖去皮　芍藥酒洗　生薑切　甘草炙　麻黃各一

兩去節　大棗四枚擘　杏仁二十四個湯浸去皮尖及兩仁者

右七味以水五升先煮麻黃一二沸去上沫內諸藥煮

取一升八合去滓溫服六合令微汗則愈

桂枝加葛根湯　治太陽病項背強几几反汗出惡風

葛根四兩　芍藥二兩　甘草二兩　生薑三兩切　大棗十二枚擘　桂

枝三兩去皮

右六味以水一斗先煮葛根減二升去上沫內諸藥煮

取三升去滓溫服一升覆取微似汗不須啜粥餘如桂

枝法、本方無麻黄若加麻黄則爲葛根湯矣陳無巳本誤加、

葛根湯　治太陽病項背強無汗惡風者、又治太陽陽明合病自下利者、

葛根四兩　麻黄三兩去節　桂枝二兩去皮　芍藥二兩切　甘草二兩炙　生薑三兩切　大棗十二枚擘

右七味㕮咀、以水一斗、先煮麻黄葛根減二升、去沫内諸藥煮取三升、去滓溫服一升、覆取微似汗、不須啜粥、餘如桂枝湯法將息及禁忌、

葛根黄芩黄連湯　治太陽症誤下利遂不止喘而汗

出者此主之、

葛根半斤 甘草炙 黄芩各二兩 黄連三兩

右四味以水八升先煮葛根減二升、入諸藥煮取二升、去滓分温再服

桂枝加芍藥湯 治太陽誤下腹滿時痛屬太陰也此主之大實痛者加大黄一兩即桂枝加大黄湯

桂枝三兩 芍藥六兩酒洗 甘草二兩炙 生薑三兩切 大棗十二枚擘

右五味㕮咀以水七升、微火煮取三升去滓、適寒温服一升、此即桂枝湯加芍藥一倍、即另成一方而以之治太陰症、分兩輕重之所關如此、

太陰病必腹滿

大青龍湯　治太陽中風脈浮緊惡寒發熱身疼不汗出而煩躁者

麻黄六兩去節　桂枝二兩去皮　甘草二兩炙　杏仁四十粒去皮尖　生薑三兩切　大棗十二枚擘　石膏如雞子大碎

右七味以水九升先煮麻黄減二升去上沫內諸藥煮取三升去滓溫服一升取微似汗汗出多者溫粉撲之一服汗者停後服汗多亡陽遂虛惡風煩躁不得眠也

此風寒兩傷之方　按載大青龍何以不載小青龍蓋小青龍治傷寒不解心下有水氣之症非傷寒正方也

桂枝加桂湯　治燒針令其汗針處被寒核起微赤必

發奔豚、灸其核上各一壯、與此湯、

即桂枝湯加桂二兩

小柴胡湯　治少陽中風往來寒熱胸脇苦滿心煩喜嘔腹痛心悸頭汗出舌上胎白及婦人熱入血室等症、

柴胡半斤　黃芩　人參　甘草各三兩　半夏半升洗　生薑三兩切　大棗十二枚擘

右七味水一斗二升煮取六升去滓、再煎取三升、溫服一升日三服、若胸中煩而不嘔去半夏人參加栝蔞實一枚、若渴者、去半夏加人參合前成四兩半栝蔞根四兩、若腹中痛者去黃芩加芍藥三兩、若脇下痞鞕去大棗加牡蠣四兩、若心下悸小便不利者去黃芩加茯苓四兩、若不渴外有微熱者去人參加桂三兩溫覆取微汗愈、若欬者去人參大棗生薑加五味子半升乾薑二兩、此方加減法須細稔

大柴胡湯　治傷寒十餘日柴胡症仍在嘔而心下急心中痞鞕而痢熱結在裏往來寒熱等症、

柴胡半斤　黃芩三兩　芍藥三兩　半夏半升洗　生薑五兩切　枳實四枚炙　大棗十二枚擘　大黃二兩

右八味以水一斗二升煮取六升去滓再煎温服一升日三服

大承氣湯　治傷寒十餘日吐下後不解晡時發潮熱獨語如見鬼狀尋衣摸牀胃中有燥屎也此下之

大黄四兩酒洗　厚朴半斤去皮炙　枳實五枚炙　芒硝三合

右四味以水一斗先煮二物取五升去滓内大黄煮取二升去滓内芒硝更上微火一兩沸分温再服得下餘勿服胃中非存燥屎之所此言胃中者指是陽明言即所謂胃中實是也乃陽明之總名

小承氣湯　治汗多微發熱不惡寒或小便數而大便

譫語者與此湯微和胃氣

大黄四兩 厚朴二兩去皮炙 枳實三枚炙

右三味以水四升煮取一升二合去滓分溫二服初服湯當更衣不爾者盡飲之若更衣者勿服之

調胃承氣湯 治胃氣不和不惡寒但熱腹微滿而煩與此湯

大黄四兩去皮清酒浸 甘草二兩炙 芒硝半斤

右三味㕮咀以水三升先煮大黄甘草取一升去滓內芒硝更上火微煮令沸少少溫服不惡寒乃外邪已盡方可下此仲景之要

法、

桃核承氣湯　治太陽病不解、熱結膀胱、其人如狂、血自下、下者愈、其外不解者、尚未可攻、宜先與桂枝解外、外解已、但小腹急結、此主之、

桃仁五十個去皮尖　桂枝二兩去皮　大黃四兩　芒硝　甘草炙各二兩

右五味、以水七升、煮取二升半、去滓、內芒硝、更上火微沸、下火、先令溫服五合、日三服、當微利、

抵當湯　治傷寒六七日、少腹鞕、小便自利、其人如狂、喜忘、大便黑、此有蓄血、

水蛭熬 · 蝱蟲各三十個去翅足熬 桃仁三十個去皮尖 大黃三兩酒浸

右四味爲末，以水五升，煮取三升，去滓，溫服一升，不下再服。

抵當丸 治傷寒有熱，少腹滿，應小便不利，今反利者，爲有血也，當下之，不可餘藥。

水蛭二十個 蝱蟲二十五個 桃仁二十個去皮尖 大黃三兩

右四味，杵分爲四丸，以水一升，煮一丸，取七合服之，晬時當下血，若不下者，更服。

大陷胸湯 治表未解而醫反下之，胃虛而陽氣內陷

心下有鞕、舌上燥渴、小有潮熱、心上至少腹痛不可近、

大黄六兩去皮　芒硝一升　甘遂一錢

右三味以水六升、先煮大黄取二升、去滓、内芒硝煮一兩沸、内甘遂末、溫服一升、得快利止後服。結胸乃水飲為患、傷寒論云、此為水結、故用甘遂、

大陷胸丸　治病發於陽而反下之、熱入因作結胸、病發於陰而反下之、因作痞、所以成結胸者、以下之太早故也、

大黄半斤　葶藶子熬　芒硝　杏仁去皮尖熬黑、各半升

右四味擣篩二味內杏仁芒硝合研如脂和散取如彈丸一枚別擣甘遂末一錢匕白蜜二合水二升煮取一升溫頓服之一宿乃下如不下更服取下爲效

小陷胸湯　治病在心下按之則痛脉浮滑者

黃連一兩　半夏半升洗　栝蔞實大者一個

右三味以水六升先煮栝蔞取三升去滓內諸藥煮取二升去滓分溫三服

白虎湯　治脉滑而厥裏有熱也　又治三陽合病腹滿身重譫語遺尿自汗出者

知母六兩 石膏一斤碎 甘草二兩 粳米六合

右四味以水一斗煑米熟湯成去滓溫服一升日三服

陽極於內發散則路遠故從小便去之

麻黃附子細辛湯　治少陰始得病反發熱脉沉者

麻黃去節 細辛各二兩 附子一枚炮去皮破八片

右三味以水一斗先煑麻黃減二升去上沫內藥煑取三升去滓溫服一升日三服

四逆散　治少陰傳經熱邪四逆或咳或悸或小便不利或腹中痛或泄痢下重者

甘草炙　枳實破水漬炙乾　柴胡　芍藥各十分

右四味擣篩白飲和服方寸匕日三服、欬者加五味子乾薑各五分并主下痢、悸者加桂枝五分、小便不利者加茯苓五分、腹中痛者加附子一枚炮令拆、泄痢下重者先以五升煮薤白三升煮取三升去滓以散三方寸匕內湯中煮取一升半分溫再服熱邪入深乃見

四逆誤認爲寒貽害匪細、薤白能治下重以能洩大腸之氣也、

四逆湯　治脈沉體痛溫溫欲吐下利清穀手足厥冷內寒外熱脈微欲絕等症、

甘草二兩炙　乾薑一兩半　附子一枚生用去皮破八片

右三味㕮咀，以水三升，煮取一升二合，去滓，分溫再服。

強人可大附子一枚，乾薑三兩。四逆湯不可輕用，一症不具，即當細審，必諸症皆全，方可決用無疑。

四逆加人參湯　治痢後亡血

本方加人參

通脉四逆湯　治下痢清穀，脉絶，汗出而厥。

本方加乾薑一倍

通脉四逆加猪胆汁湯　治汗出而厥，脉絶，拘急。

本方加猪胆汁

當歸四逆湯　治手足厥冷脉細欲絶脉浮草因爾腸鳴者、

當歸　桂枝　芍藥各三兩　細辛二兩　大棗二十五個　甘草　通草各二兩

右七味以水八升煮取三升去滓温服一升日三服此四逆症乃從太陽誤下所致非厥陰少陰之四逆也故仍以桂枝湯爲主、

理中丸及湯　治霍亂頭痛發熱身疼痛寒多不用水者理中湯若大病瘥後喜唾久不了了胃上有寒者用

理中丸

人參　甘草炙　白术　乾薑各三兩

右四味搗篩爲末蜜丸如雞子黃大以沸湯數合和一丸研碎溫服之日三服夜二服腹中未熱益至三四丸然不及湯湯法以四物依兩數切用水八升煮取三升去滓溫服一升日三服四逆乃溫下焦中焦之法理中爲溫上焦中焦之法各有部位也

附子瀉心湯　治心下痞而復惡寒汗出

大黃二兩　黃連　黃芩各一兩　附子一枚炮去皮破別煮取汁

右四味切三味以麻沸湯二升漬之須臾絞去滓内附子汁分溫再服治上焦用生藥故漬而不煎附子能回陽止汗

梔子豉湯　治汗吐下後虛煩不得眠及大下之後身熱未去心中結痛或微煩者

梔子十四枚擘　香豉四合綿裹

右二味以水四升先煮梔子得二升半内豉煮取一升半去滓分爲二服溫進一服得吐者止後服邪在至高之分以此吐之所謂在上者因而越之也此吐方之最和平者

眞武湯　治太陽汗出不解仍發熱心悸頭眩身瞤動

振振欲僻地者　又治少陰至四五日小便不利四肢沉重疼痛自下痢此爲有水氣

茯苓　芍藥　生薑各三兩切　白朮二兩　附子一枚泡去皮破八片

右五味以水八升煮取三升去滓溫服七合日三服此治水逆之正方　若欬者加五味半升細辛乾薑各一兩　若小便利者去茯苓　若下痢者去芍藥加乾薑二兩　若嘔者去附子加生薑足前成半斤

大黃黃連瀉心湯　治傷寒脈浮緊而復下之緊反入

裏則作痞，按之自濡，但氣痞耳，此主之。

大黄二兩　黄連一兩

右二味，以麻沸湯二升漬之，須臾絞去滓，分温再服。凡治下焦之補劑，當多煎，以熟爲主；治上焦之瀉劑，當不煎，以生爲主。此亦治至高之熱邪，故亦用生藥。

白通湯　治少陰下痢

葱白四莖　乾薑一兩　附子一枚，生用，去皮，破八片

右三味，以水三升，煮取一升，去滓，分温再服。此爲寒痢。

白通加猪胆汁方　治服白通湯利不止，汗出而厥逆，無脉，乾嘔而煩，服湯後脉暴出者死，微續者生。

即白通湯煎成內人尿五合猪胆汁一合分溫再服

猪膚湯　少陰病下痢咽痛胸滿心煩者此主之

猪膚一斤

右一味以水一斗煮取五升去滓加白蜜一升白粉五合熬香和令相得溫分六服引少陰之虛火下逆

甘草湯桔梗湯　治少陰咽痛先與甘草湯不瘥與桔梗湯

甘草二兩

右一味以水二升煮減半去滓溫服七合日二服

桔梗湯加桔梗一兩煎法同、此方制少陰在上之火、

瓜蔕散　治太陽病胸中痞鞕氣上冲胸不得息此胸中有寒也又或手足厥冷脉乍緊心中煩滿不能食病在胸中並當吐之、

瓜蔕熬　赤小豆各一分

右二味各別擣篩爲散已合治之取一錢匕以香豉一合用熱湯七合煮作稀糜去滓取汁和散温頓服之不吐者少少加得快吐乃止諸亡血虛家不可與之

麻黄升麻湯　治傷寒六七日大下後厥逆寸脉沉遲

下部脉不至、咽喉不利、吐膿血、泄痢、爲難治、此主之、

麻黃去節二兩半 升麻 當歸各一兩 知母 黃芩 萎蕤各十八銖 石膏碎綿裹 白朮 乾薑 芍藥 天冬去心 桂枝 茯苓 甘草炙各六銖

右十四味、以水一斗、先煮麻黃一兩沸、去上沫、內諸藥、煮取三升、去滓、分溫三服、令汗出愈、

旋復代赭湯 治傷寒汗出、吐下後、心下痞鞕、噫氣不除、此主之、

旋復花三兩 人參二兩 生薑五兩切 半夏半升洗 代赭石一

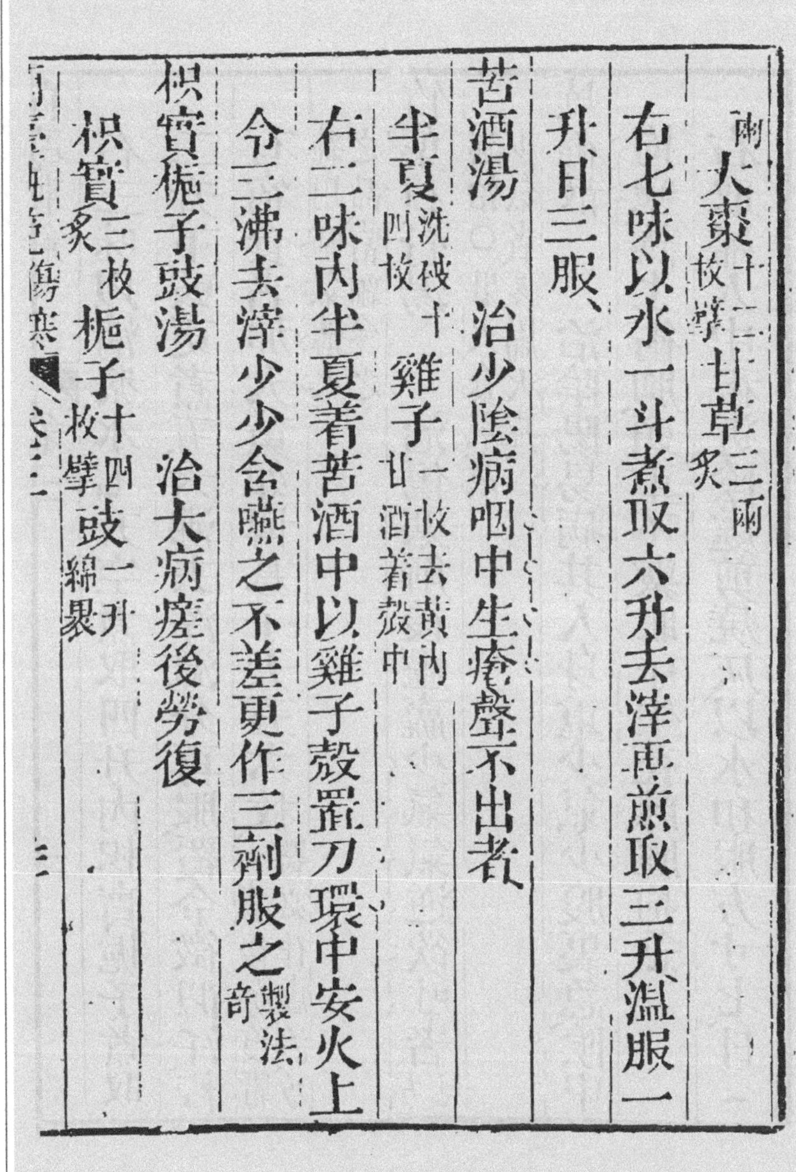

兩 大棗十二枚擘 甘草三兩炙

右七味以水一斗煮取六升去滓再煎取三升溫服一升日三服

苦酒湯 治少陰病咽中生瘡聲不出者

半夏洗破十四枚 雞子一枚去黄內上苦酒着雞子殼中

右二味內半夏着苦酒中以雞子殼置刀環中安火上令三沸去滓少少含嚥之不差更作三劑服之製法奇

枳實梔子豉湯 治大病瘥後勞復

枳實三枚炙 梔子十四枚擘 豉一升綿裹

右三味以清漿水七升空煮取四升內枳實梔子煮取二升下豉更煮五六沸去滓溫分再服覆令微似汗若有宿食者加大黃如博碁子大五六枚大病後勞復庸醫必作虛治乃純用降氣瀉火之品當細參之

竹葉石膏湯　治傷寒解後虛羸少氣氣逆欲吐者方見通治○壯火食氣故少氣者多屬火症

燒裩散　治陰陽易病其人身重少氣少腹裏急陰中拘攣熱上衝胸頭重不舉眼中生花膝脛拘急

右取婦人中裩近隱處剪燒灰以水和服方寸匕日一

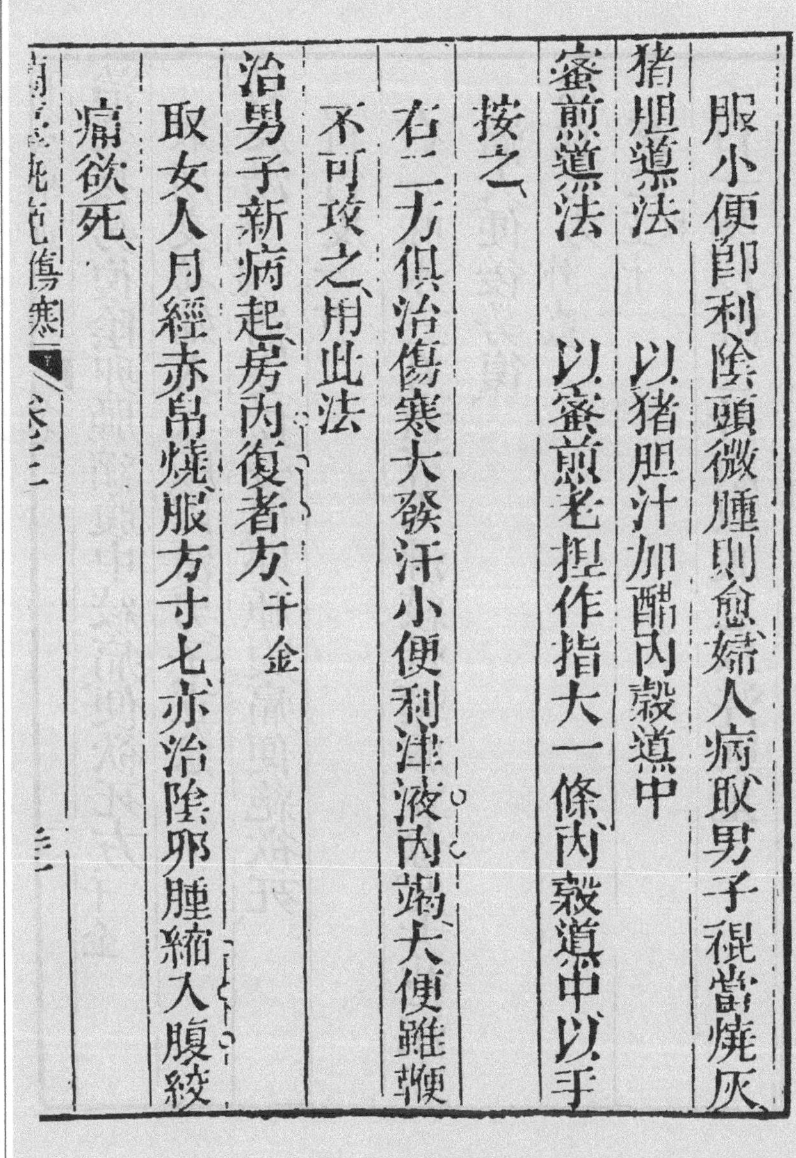

服小便即利陰頭微腫則愈婦人病取男子裩當燒灰

猪胆導法　以猪胆汁加醋内穀道中

蜜煎導法　以蜜煎老捏作指大一條内穀道中以手按之

右二方俱治傷寒大發汗小便利津液内竭大便雖鞕不可攻之用此法

治男子新病起房内復者方千金

取女人月經赤帛燒服方寸匕亦治陰卵腫縮入腹絞痛欲死

治交接勞復陰卵腫縮腹中絞痛便欲死方、千金

取所交接婦人衣服以覆男子立愈、

竹皮湯 外臺 治交接勞復卵腫腹痛便絶欲死、

青竹皮一升

右一味水三升煮五六沸絞汁頓服立愈此方范汪亦

治大便後勞復、

療食勞方 外臺

杏仁五十枚

右一味以酢二升煎取服之取汗則差

治結胸灸法本事方

巴豆十四枚　黃連七寸連皮用

右擣細末，用津唾和成膏，填入臍心，以艾灸其上，腹中有聲，其病去矣。不拘壯數，以病退爲度。纔灸了，便以溫湯浸手帕拭之，恐生瘡也。此法最穩，凡胸中病俱可依此法外治。

鵲石散本事方　治傷寒發狂，棄衣奔走，踰牆上屋。

黃連　寒水石各等分

右爲細末，每服二錢，濃煎甘草汁調服。

鱉甲散活人書　治傷寒八九日不瘥，名曰壞症傷寒，不能治

者宜此療之、

升麻 前胡去蘆 烏梅去核 枳實麩炒 犀角鎊 黃芩各半兩 生地黃切兩合 甘草炙一分 鱉甲去裙米醋炙赤黃杵碎用半兩

右剉如麻豆大、每服抄五錢七、水一盞半煎至八分去滓、溫服、

升麻鱉甲湯金匱 陽毒之爲病面赤斑斑如錦文、咽喉痛唾膿血、五日可治七日不可治此湯主之、

升麻二兩 當歸一兩 蜀椒炒去汗一兩 甘草二兩 鱉甲手指大一片炙 雄黃半兩研

右六味以水四升煮取一升頓服之老小再服取汗

升麻鱉甲去雄黃蜀椒方　陰毒之爲病面目青身痛如被杖咽喉痛五日可治七日不可治升麻鱉甲湯去雄黃蜀椒主之　肘後千金方陽毒用升麻湯無鱉甲有桂陰毒用甘草湯即本方無雄黃活人陽毒升麻湯用犀角射干黃芩人參無當歸蜀椒鱉甲雄黃蜀椒辛熱之品陽毒用而陰毒反去之疑誤活人書加犀角等四味頗切當

梔子仁湯　活人書　治陽毒傷寒壯熱百節疼痛

梔子仁一兩　柴胡一兩半　升麻　黃芩各二兩　赤芍一兩

大青一兩 石膏二兩 知母一兩 甘草半兩炙 杏仁二兩湯浸去皮尖及雙仁者麩炒微黃

右件擣爲粗末每服抄四錢以水一盞入生薑半分豉一百粒煎至六分去滓不計時候溫服

還陽湯方本事 治陰毒面色青四肢逆冷心燥腹痛用硫黃末新汲水調下良久或寒一起或熱一起更看緊慢再服一二錢則爲汗出差

萎蕤湯活人書 治風溫兼療冬溫及春月中風傷寒發熱頭眩痛喉咽乾舌強胸內疼痞滿腰背強

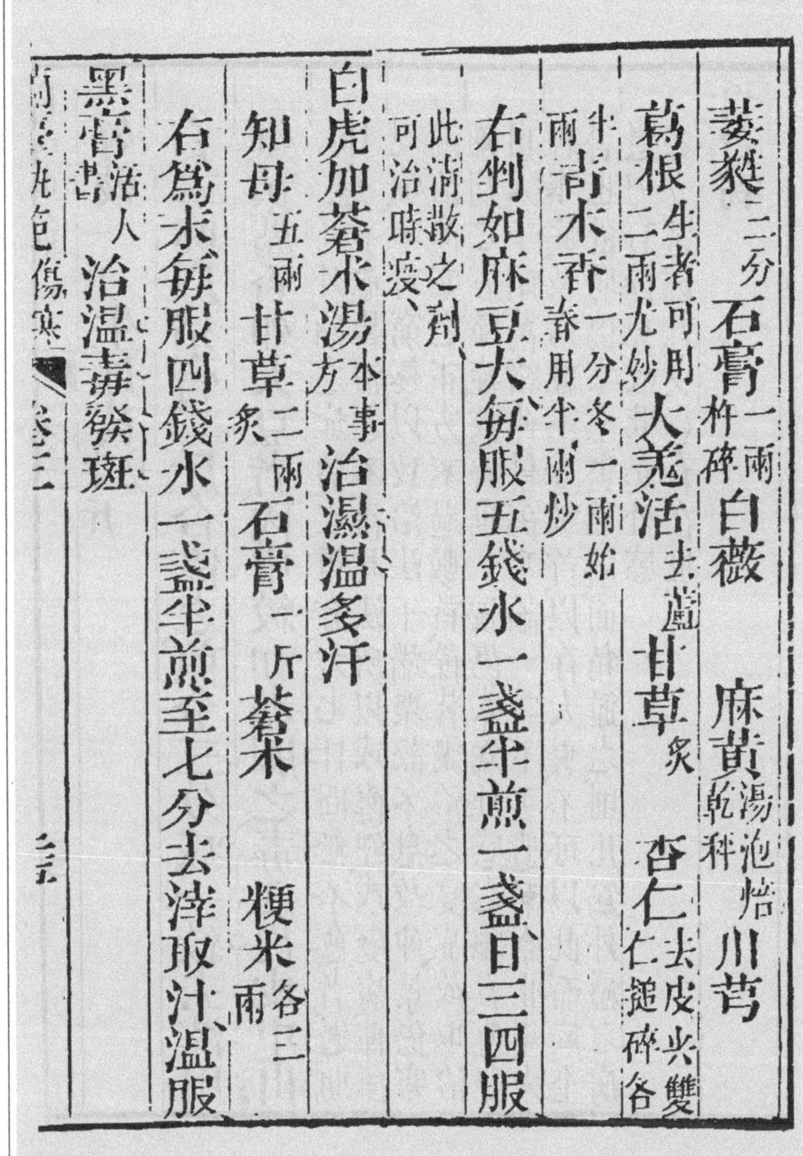

萎蕤三分 石膏一兩杵碎 白薇 麻黄湯泡焙乾秤 川芎

葛根生者可用二兩尤妙 大羌活去蘆 甘草炙 杏仁去皮尖雙仁麸炒碎各半兩

青木香一分冬一兩始春用半兩炒

右剉如麻豆大每服五錢水一盞半煎一盞日三四服

此清散之劑可治時疫

白虎加蒼术湯方本事 治濕温多汗

知母五兩 甘草二兩炙 石膏一斤 蒼术 粳米各三兩

右爲末每服四錢水一盞半煎至七分去滓取汁温服

黑膏活人書 治温毒發斑

好豉一升　生地黃半斤切

右二味以猪膏二斤合露之煎令三分減一、絞去滓、用雄黃麝香如大豆者內中絞和盡服之毒便從皮中出則愈、凡外感之症、治之得宜、六七日間無不愈者、過期不愈、皆治之不得其法所以或傳經或變病、間使現症、不可窮極以致治法千端聚訟不息救仲景傷寒論治傷寒之正方不過數首餘皆誤治之變症故取治襍病之方隨症救療也、按傷寒為外感之總名、傳變出入千頭萬緒仲景傷寒論一字不可遺漏、今止舉六經本症及六經主方數首、以存大畧、不可以此而廢全書也、能將傷寒全書熟讀而精通之、則凡為外感之病遊刃有餘矣故此集外感之方選錄甚少、意有在也、

百合病

金匱

論曰百合病者百脉一宗悉致其病也意欲食復不能食常默然欲卧不能卧欲行不能行飲食或有美時或有不用聞食臭時如寒無寒如熱無熱口苦小便赤諸藥不能治得藥則劇吐利如有神靈者身形如和其脉微數每溺時頭痛者六十日乃愈若溺時頭不痛淅然者四十日愈若溺快然但頭眩者二十日愈其證或未病而預見或病四五日而出或病二十日或一月微見者各隨證治之

百合病見于陰者以陽法救之見于陽者以陰法救之見

陽攻陰復發其汗此爲逆見陰攻陽乃復下之此亦爲逆、

此等症病後得之者甚多醫者不知多方誤治以致病氣日深不可救療始終無一人能識之者遍地皆然也、

百脈一宗悉病蓋肺朝百脉故以百合治肺爲主藥、

百合病方

百合知母湯金匱　百合病發汗後者主之

百合七枚擘　知母三兩切

右先以水洗百合漬一宿當白沫出去其水更以泉水二升煎取一升去滓別以泉水二升煎知母取一升去滓後合和煎取一升五合分温再服、

滑石代赭湯金匱　百合病下之後者主之

百合七枚擘　滑石三兩碎綿裹　代赭石如彈丸大一枚碎綿裹

右先以水洗百合漬一宿當白沫出去其水更以泉水二升煎取一升去滓別以泉水二升煎滑石代赭取一升去滓後合和重煎取一升五合分溫服

百合雞子湯金匱　百合病吐之後者主之

百合七枚擘　雞子黃一枚

右先以水洗百合漬一宿當白沫出去其水更以泉水二升煎取一升去滓內雞子黃攪勻煎五分溫服

百合地黃湯金匱 百合病不經吐下發汗病形如初者主之

百合七枚擘 生地黃汁一升

右先以水洗百合漬一宿當白沫出去其水更以泉水二升煎取一升去滓內地黃汁煎取一升五合分溫再服中病勿更服大便常如漆

百合洗方金匱 百合病一月不解變成渴者主之

百合一升以水一斗漬之一宿以洗身洗已食煮餅勿以鹽豉也

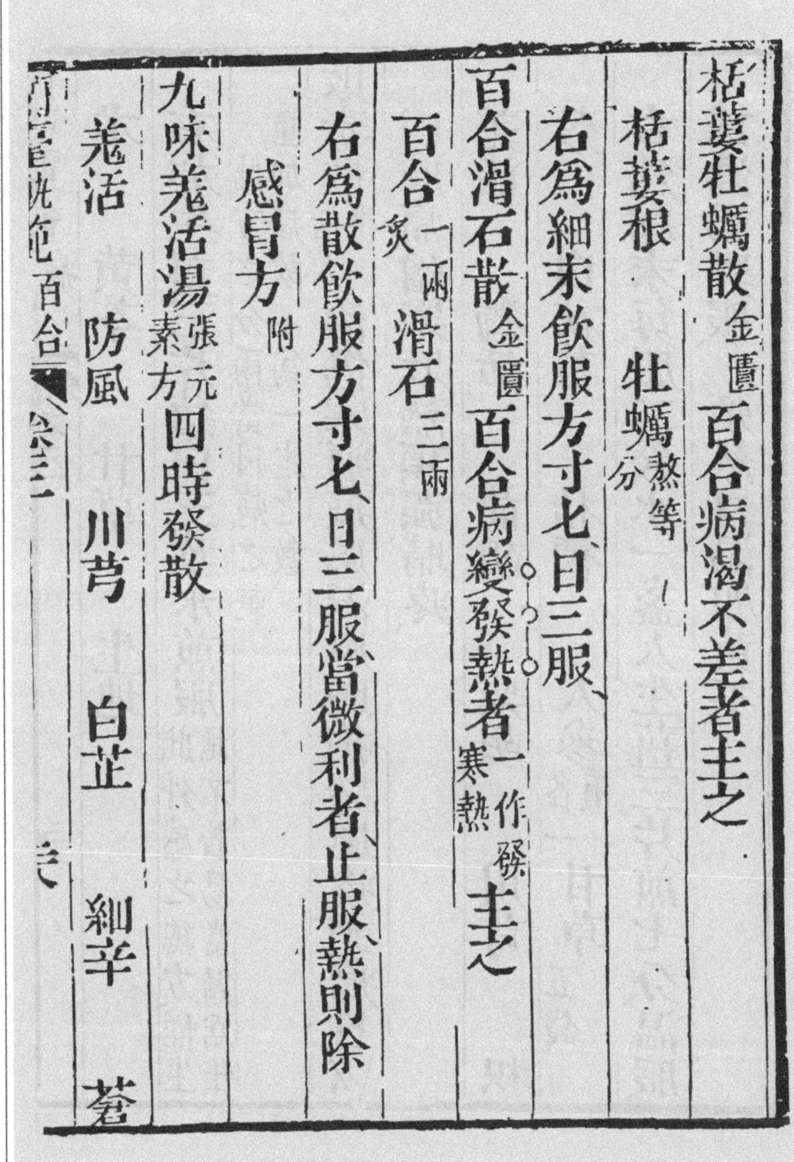

栝蔞牡蠣散金匱 百合病渴不差者主之

栝蔞根 牡蠣熬等分

右爲細末飲服方寸匕日三服

百合滑石散金匱 百合病變發熱者一作發寒熱主之

百合炙一兩 滑石三兩

右爲散飲服方寸匕日三服當微利者止服熱則除

感冒方附

九味羌活湯張元素方 四時發散

羌活 防風 川芎 白芷 細辛 蒼

术　黄芩　甘草　生地

右加生薑三片葱白三莖水煎服此外感之總方惟生地不若易當歸爲佳此方之分兩當因病之輕重加減故不爲一定之數

敗毒散活人書治傷寒瘟疫風濕風眩拘踡風痰頭痛目玄四肢痛憎寒壯熱項强睛疼

羗活　獨活　前胡　柴胡　川芎　枳殼　白茯苓　桔梗　人參各一兩　甘草五錢

右爲細末每服二錢水一盞入生薑三片煎七分温服或沸湯點服煩熱口渴加黄芩

參蘇飲易簡治感冒風寒、頭痛發熱、憎寒咳嗽、涕唾稠黏、胸膈滿悶、脉弱無汗、

人參　蘇葉　乾葛　前胡　陳皮　枳殼　茯苓　半夏各八分　桔梗　木香　甘草各五分

生薑五片　大棗一枚

右十三味水煎熱服取汗

以上三方、乃感冒風寒之總法、其病止在皮毛肌肉之中、未入經絡、故不能傳變、大段驅散太陽陽明之風寒足矣、其有食者、則兼用消食之品可也、此等症四時皆有、南方最多、

寒熱

靈素

靈口問篇、帝曰、人之振寒者、何氣使然、岐伯曰、寒氣客於皮膚、陰氣盛陽氣虛、故爲振寒寒慄、

素逆調論、黄帝問曰、人身非常溫也、非常熱也、爲之熱而煩滿者何也、岐伯對曰、陰氣少而陽氣勝、故熱而煩滿也、帝曰、人身非衣寒也、中非有寒氣也、寒從中生者何、岐伯曰、是人多痺氣也、陽氣少陰氣多、故身寒如從水中出、帝曰、人有四肢熱、逢風寒如炙如火者何也、岐伯曰、是人者陰氣虛陽氣盛、四肢者陽也、兩陽相得而陰氣虛少、少水

不能滅盛火、而陽獨治、獨治者不能生長也、獨勝而止耳、逢風寒如炙如火者、是人當肉爍也、帝曰、人有身寒、湯火不能熱、厚衣不能溫、然不凍慄、是爲何病、岐伯曰、是人者、素腎氣勝、以水爲事、太陽氣衰、腎脂枯不長、一水不能勝兩火、腎者水也、而生於骨、腎不生則髓不能滿、故寒甚至骨也、所以不能凍慄者、肝一陽也、心二陽也、腎孤臟也、一水不能勝二火、故不能凍慄、病名曰骨痺、是人當攣節也、帝曰、人之肉苛者、雖近於衣絮、猶尙苛也、是爲何疾、岐伯曰、榮氣虛衛氣實也、榮氣虛則不仁、衛氣虛則不用、榮衛

俱虛則不仁且不用肉如故也人身與志不相有曰死

移熱移寒　素氣厥論黃帝問曰五臟六腑寒熱相移者何岐伯曰腎移寒於脾癰腫少氣脾移寒於肝癰腫筋攣肝移寒於心狂隔中心移寒於肺肺消飲一溲二死不治肺移寒於腎爲涌水涌水者按腹不堅水氣客於大腸疾行則鳴濯濯如囊裹漿水之病也脾移熱於肝則爲驚衄肝移熱於心則死心移熱於肺傳爲鬲消肺移熱於腎傳爲柔痓腎移熱於脾傳爲虛腸澼死不可治胞移熱於膀胱則癃溺血膀胱移熱於小腸鬲腸不便上爲口糜小腸

移熱於大腸爲虙瘕爲沉大腸移熱於胃善食而瘦又謂之食亦胃移熱於胆亦曰食亦胆移熱於腦則辛頞鼻淵鼻淵者濁涕下不止也傳爲衄衊瞑目故得之氣厥也

難經

寒熱之病候之如何也然皮寒熱者皮不可近席毛髮焦鼻藁不得汗肌寒熱者皮膚痛脣口藁無汗骨寒熱初病無所安汗注不休齒藁痛　陽維爲病苦寒熱

傷寒論

病人身大熱反欲近衣者熱在皮膚寒在骨髓也身大寒

反不欲近衣者、寒在皮膚熱在骨髓也、

此種寒熱既非感冒、亦非傷寒、其淺深有皮膚骨髓之殊、其久暫有歲月之異、其輕者有似感冒、重者即變骨蒸、所以內經以後諸書寒熱自有方論、不入傷寒等法、大段以清營中之熱爲主、其或有風有痰有積有瘀者、則隨症消息之可也、

寒熱方

四時加減柴胡湯 金匱 治五臟寒熱

柴胡 白术各八分 大腹檳榔四枚并皮子用 陳皮五分 生薑五分 桔梗七分 已上冬三月柴胡稍多、春三月減白术增枳實、夏三月又增甘草、仍用枳實白术、秋三月同冬

三月、惟陳皮稍多、

右各㕮咀分爲三貼、一貼以水三升煮取二升、分溫三服如人行四五里進一服、滓再合煎一服、治寒熱總不能外柴胡寒熱久者必有積滯分讀去聲二錢半爲一分

天行熱病方外臺療天行三日外至七日不歇、內熱令人更相染着、主大青消毒湯

大青四兩　香豉八合熬綿裹　乾葛　梔子各四兩　生地一升切

芒硝三兩

右六味切以水五升煮取二升半去滓下芒硝分三服

一方有石膏八兩、忌蕪荑熱麪酒蒜等物、此方専清陽明之熱

苦參湯千金療天行熱病五六日以上宜服・

苦參三兩　黄芩二兩　生地黄八兩

右三味切以水八升煮取二升去滓溫服半升日再服、

忌蕪荑、

凝雪湯外臺療天行毒病七八日熱積胸中煩亂欲死、

芫花一升

右一味以水三升煮取一升半、漬故布薄胸上不過再三薄、熱則除、當溫四肢護厥逆也、按本草芫花能治蠱毒消胸中痰水、

大黃湯 外臺 療天行五六日不解、頭痛壯熱、四肢煩疼、不得飲食、

大黃 胃 黃連 心肝 黃柏 腎 梔子 肺各半兩擘

右四味、以水八升、煮六七沸、內豉一升、葱白七莖、煮取三升、去滓、分三服、此許推然方神良、又療傷寒已五六日頭痛壯熱、四肢煩疼、取汗、並宜老小、忌猪肉冷水 此三黃湯之變、能除六經之熱、

桃葉熏身法 外臺

水一石、煮桃葉取七斗、以薦席自圍、衣被蓋上、安桃湯

於牀簀下、取熱自熏停少時當雨汗汗遍去湯待歇速粉之、并灸犬椎則愈、

按寒熱之因、千變萬殊、有屬外感、有屬內傷、而外感內傷之中、又各不同、其外有屬痰飲、有屬瘀血、有屬積聚有屬敗症、不可勝舉、其治法、各詳於本病條下、當細審之、此只錄時行熱病之數方耳、

霍亂 附轉筋

傷寒論

問曰、病有霍亂者何、答曰、嘔吐而利、名曰霍亂、問曰、病發熱頭痛身疼惡寒吐利者、此屬何病、答曰、此名霍亂、自吐下、又利止、復更發熱也、 傷寒其脈微濇者、本是霍亂、今

是傷寒却四五日至陰經上轉入陰必利本嘔下利者不可治也欲似大便而反失氣仍不利者屬陽明也便必鞕十三日愈所以然者經盡故也下利後當便鞕鞕則能食者愈今反不能食到後經中頗能食復過一經能食過之一日當愈不愈者不屬陽明也吐利發汗脉平小煩者以新虛不勝穀氣也此霍亂是傷寒變症與霍亂本症微別

病源

霍亂者由人温涼不調陰陽清濁二氣有相干亂之時其亂在於腸胃之間者因遇飲食而變發則心腹絞痛其有

先心痛者則先吐，先腹痛者則先利，心腹並痛者則吐利俱發。挾風而實者，身發熱，頭痛體疼而復吐利；虛者但吐利，心腹刺痛而已。亦有飲酒食肉腥膾，生冷過度，因居處不節，或露臥濕地，或當風取涼，而風冷之氣歸於三焦，傳於脾胃，脾胃得冷則不磨，不磨則水穀不消化，亦令清濁二氣相干，脾胃虛弱，便則吐利，水穀不消，則心腹脹滿，皆成霍亂。

霍亂脉大可治，微細不可治。霍亂吐下，脉微遲，氣息劣，口不欲言者，不可治。此霍亂之正病，言之最詳

蒸霍亂者，是冷氣搏於腸胃，致飲食不消，但腹滿煩亂絞

痛痧氣其腸胃先挾實故不吐利名爲乾霍亂也

霍亂而轉筋者由冷氣入於筋故也冷入於足之三陰三陽則脚轉筋入於手之三陰三陽則手轉筋隨冷所入之筋筋則轉轉者皆由邪冷之氣擊動其筋而移轉也

按轉筋之病金匱有雞屎白散一方附脚氣條下而轉筋之症不一有平時常轉筋者有霍亂而轉筋者并有轉筋入腹者當用木瓜吳茱萸等藥及外治湯熨之法以備選擇

霍亂轉筋方

五苓散　霍亂頭痛發熱多飲欲水者主之寒多不用水者理中丸主之二方俱傷寒論見通治

理中丸 此是寒霍亂之方百不得一者也誤用者害不旋踵

加減法 若臍上築者腎氣動也去朮加桂四兩 吐多去朮加生薑三兩 下多者還用朮 悸者加茯苓二兩 渴欲得水者加朮足前成四兩半 腹中痛者加人參足前成四兩半 寒者加乾薑成四兩半 腹滿者去朮加附子一枚 服湯後如食頃飲熱粥一升許微自溫勿發揭衣服

霍亂轉筋入腹極鹹作鹽湯於槽中煖漬之則差 千金

又方 以醋煮青布搨脚膝冷後易之

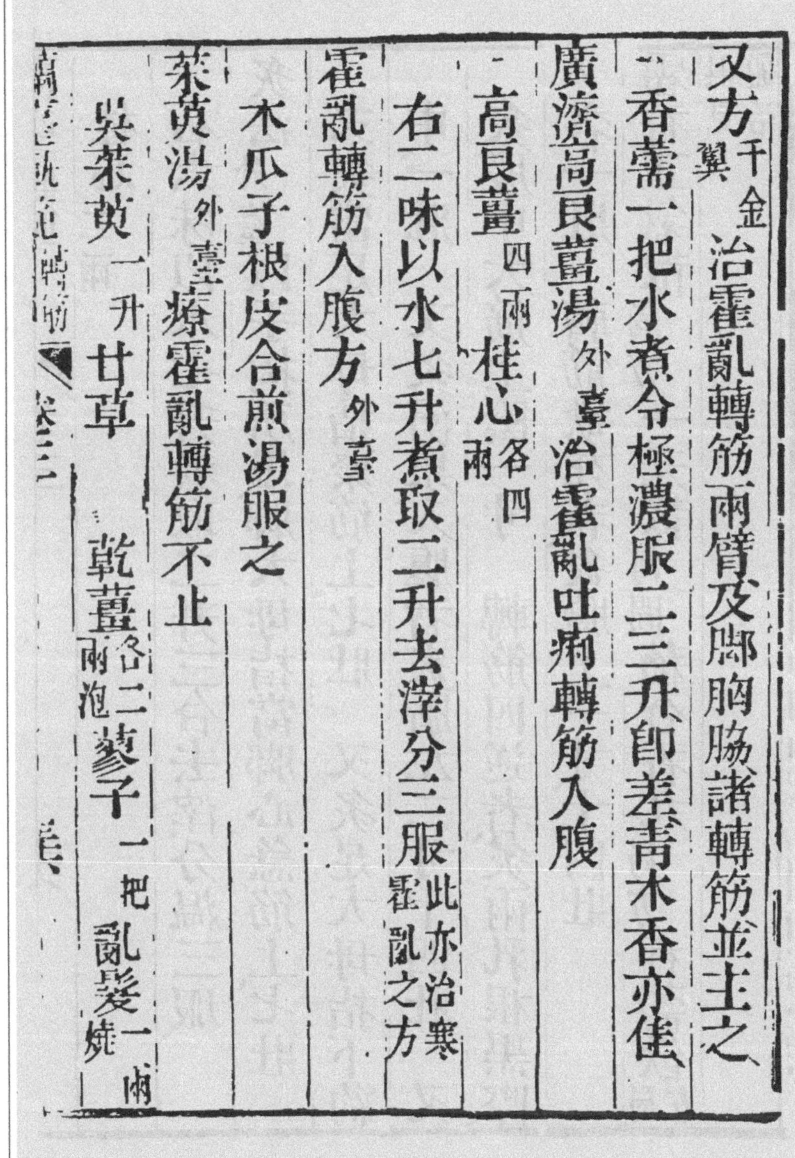

又方千金翼 治霍亂轉筋兩臂及脚胸脇諸轉筋並主之

香薷一把水煮令極濃服二三升即差青木香亦佳

廣濟高良薑湯外臺 治霍亂吐痢轉筋入腹

高良薑四兩 桂心各四兩

右二味以水七升煮取二升去滓分三服此亦治寒霍亂之方

霍亂轉筋入腹方外臺

木瓜子根皮合煎湯服之

茱萸湯外臺 療霍亂轉筋不止

吳茱萸一升 甘草 乾薑各二兩炮 蓼子一把 亂髮一兩燒

桂心 二兩

右六味以水七升煮取二升三合去滓分溫三服

灸法 外臺 以手掬所患脚大母指當脚心急筋上七壯

又灸當足大母指聚筋上七壯　又灸足大母指下約中一壯　又灸涌泉入腹者灸臍左二寸十四壯　又灸股中大筋上陰一寸　轉筋四逆者灸兩乳根黑際各一壯　轉筋欲死者灸臍上一寸十四壯

霍香正氣散 局方 一元散 河間 蘇合香丸 局方 香薷飲 局方

俱見

通治

金匱

太陽病發熱無汗反惡寒者名曰剛痓一作痙餘同 太陽病發熱汗出而不惡寒名曰柔痓 太陽病發熱脉沉而細者名曰痓爲難治 太陽病發汗太多因致痓 夫風病下之則痓復發汗必拘急 瘡家雖身疼痛不可發汗汗出則痓 病者身熱足寒頸項强急惡寒時頭熱面赤目赤獨頭動搖卒口噤背反張者痓病也若發其汗者寒濕相得其表益虛即惡寒甚 發其汗已其脉如蛇 暴腹脹大

者爲欲解脉如故反伏弦者痓　夫痓脉按之緊如弦直上下行　痓病有灸瘡難治　太陽病其症備身體强几几然脉反沉遲此爲痓　太陽病無汗而小便反多氣上衝胸口噤不得語欲作剛痓　痓爲病胸滿口噤卧不着席脚攣急必介齒

痓方

栝蔞桂枝湯金匱　太陽病其症備身體强几几然脉反沉遲此湯主之

栝蔞根二兩　桂枝　芍藥各三兩　甘草二兩　生薑三兩

大棗十二枚

右六味以水九升煮取三升分温三服、取微汗汗不出食頃啜熱粥法

麻黄加獨活防風湯金匱 治剛痓

麻黄 桂枝各一兩 芍藥三兩 甘草半兩 獨活 防風各一兩

右六味每服一兩水煎

痓病乃傷寒壞症小兒得之猶有愈者、其餘則百難療一、其實者或有因下而得生、虚者竟無治法、金匱諸方見效絶少、

葛根湯金匱　大承氣湯金匱　桂枝加葛湯有汗用見傷寒門　小續命湯見中風門

癃閉利淋

靈素

靈本輸篇三焦手少陽之脉、入絡膀胱、約下焦、實則閉癃、虛則遺溺、　五味篇、酸走筋、多食之、令人癃

素宣明五氣論、膀胱不利爲癃、不約爲遺溺、　氣厥論胞移熱於膀胱、則癃溺血　骨空論、督脉爲病、癃痔遺溺、

金匱

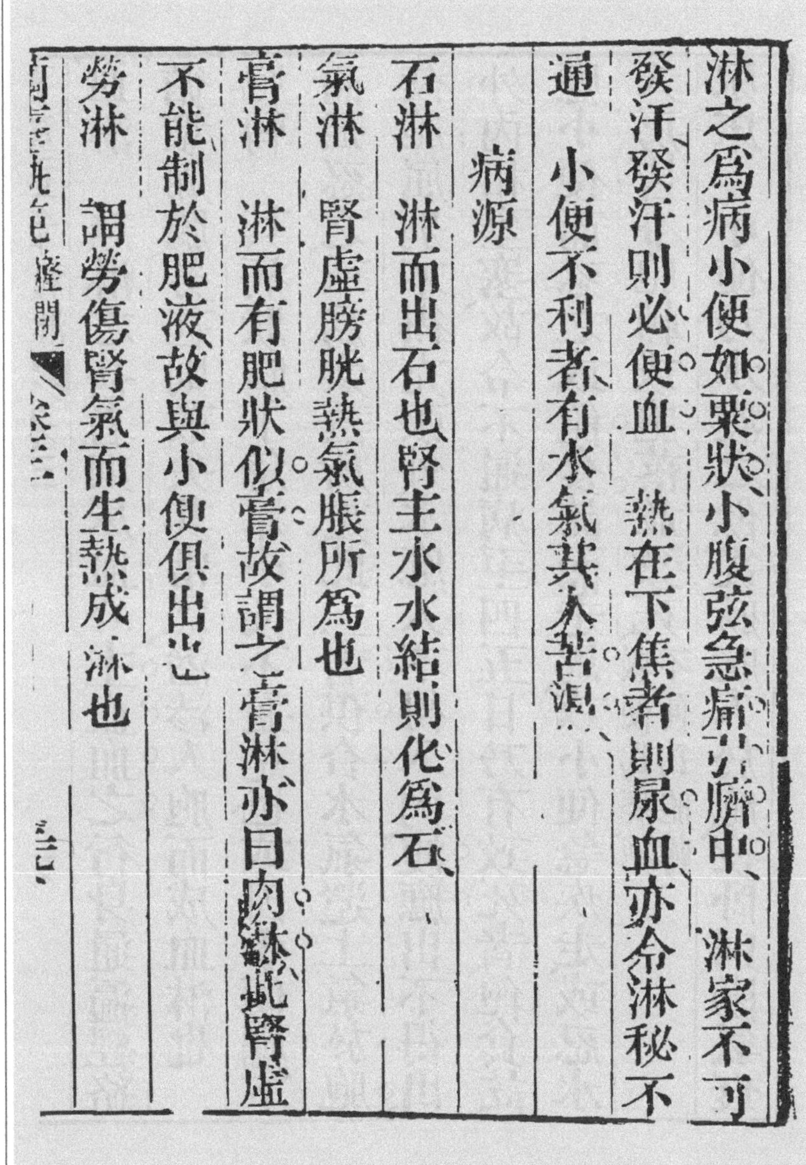

淋之爲病小便如粟狀小腹弦急痛引臍中　淋家不可發汗發汗則必便血　熱在下焦者則尿血亦令淋秘不通　小便不利者有水氣其人若渴

病源

石淋　淋而出石也腎主水水結則化爲石

氣淋　腎虛膀胱熱氣脹所爲也

膏淋　淋而有肥狀似膏故謂之膏淋亦曰肉淋此腎虛不能制於肥液故與小便俱出也

勞淋　謂勞傷腎氣而生熱成淋也

血淋　熱淋之甚者，則尿血，心主血，血之行身，通遍經絡，循環腑臟，勞甚則散失其常，然溢滲入胞而成血淋也。

胞轉　其病狀臍下急痛，小便不通是也。或因小便應下而强忍之，或爲寒熱所迫，此二者俱令水氣還上氣於胞，使胞屈別不得充張，外水應入不得入，內溲應出不得出，外內相壅塞，故令不通，病至四五日乃有致死者。飽食訖應小便而忍之，或飽食訖而走馬，或小便急疾走，或忍水入房，皆令胞轉，或胞落，並致死。數便爲癃絕，不便爲胞轉。

尿床　小便乃水液之餘，從膀胱入於胞，夜卧則陽氣衰伏不能制於陰，所以陰氣獨發於眠睡不覺尿出也。

癃閉利淋方

栝蔞瞿麥圓 金匱 小便不利者，有水氣，其人苦渴，此主之。

栝蔞根二兩 茯苓三兩 薯蕷三兩 附子一枚，泡 瞿麥一兩

右五味末之，煉蜜丸梧子大，飲服三丸，日三服。不知，增至七八丸，以小便利、腹中溫為知。

滑石白魚散 金匱 主小便不利。

滑石二分 亂髮二分，燒 白魚二分

右三味杵為散，飲服半錢匕，日三服。

茯苓戎鹽湯金匱　小便不利主之

茯苓半斤　白术二兩　戎鹽一枚彈丸大

右三味以水五升煮取三升分溫三服

猪苓湯金匱　脉浮發熱渴欲飲水小便不利者主之

猪苓去皮　茯苓　阿膠　滑石　澤瀉各一兩

右五味以水四升先煮四味取二升去滓內膠烊消溫服七合日三服此蓄飲之症

治諸種淋方千金

葵根八兩　茅根　石首魚頭口各三兩宜用頭中骨　甘草一兩

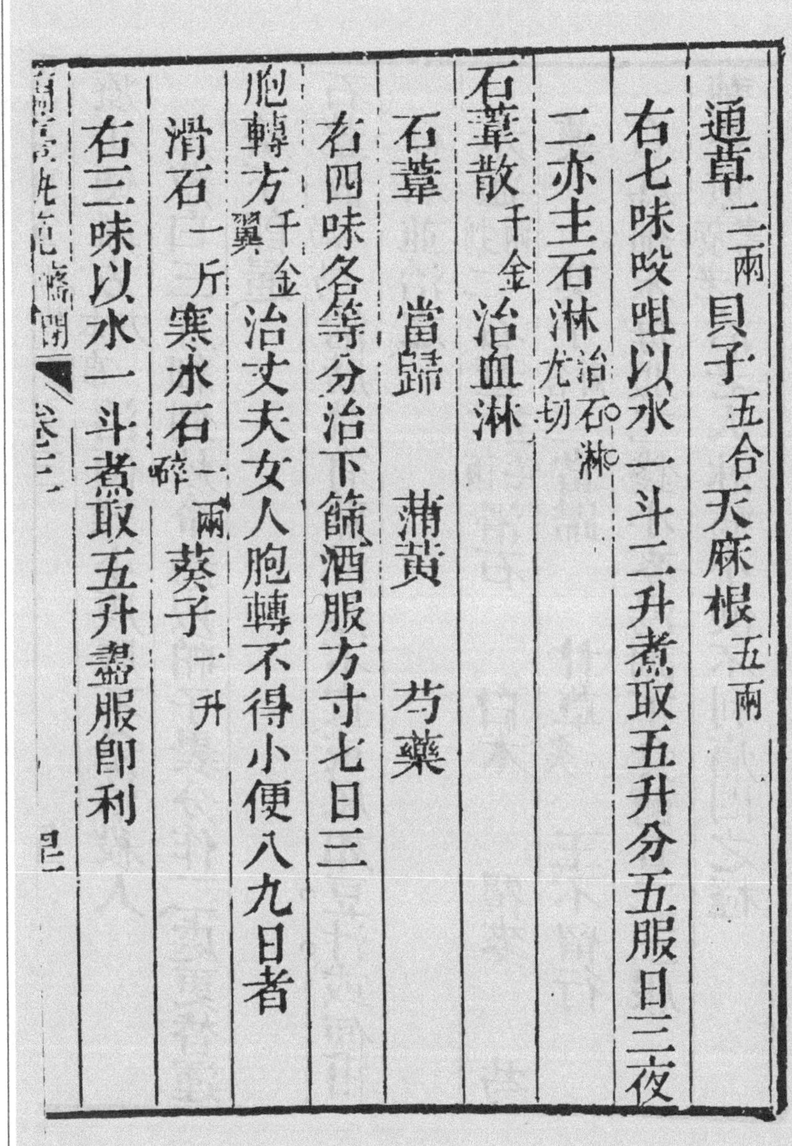

通草二兩　貝子五合　天麻根五兩

右七味㕮咀以水一斗二升煮取五升分五服日三夜

二亦主石淋治石淋尤切

石韋散千金　治血淋

石韋　當歸　蒲黃　芍藥

右四味各等分治下篩酒服方寸匕日三

胞轉方千金翼　治丈夫女人胞轉不得小便八九日者

滑石一斤　寒水石一兩碎　葵子一升

右三味以水一斗煮取五升盡服即利

療小便難方本事方 治便難小腹脹不急治殺人

用葱白三斤細剉炒令熱以帕子裹分作二處更替運臍下即通

石韋散局方 治膀胱有熱淋瀝不宣或尿如豆汁或便出砂石並治之

木通剉二兩 石韋去毛二兩 滑石 白朮 瞿麥 芍藥 葵子各三兩 當歸 甘草炙 王不留行

右為細末每服二錢小麥湯調下食前日二三服

藕蜜煎養老書 治老人淋病小便不利痛悶之極

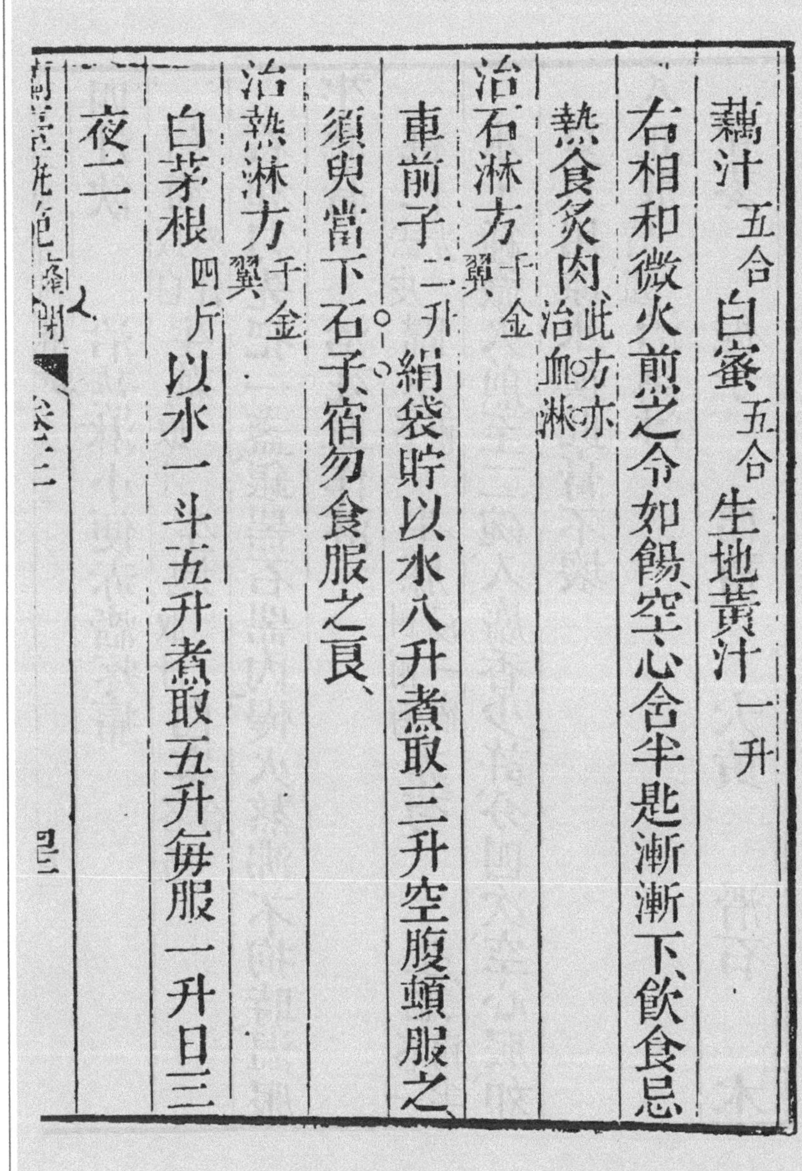

藕汁五合 白蜜五合 生地黃汁一升

右相和，微火煎之，令如餳，空心含半匙，漸漸下。飲食忌熱食炙肉。此方亦治血淋。

治石淋方千金翼

車前子二升，絹袋貯，以水八升，煮取三升，空腹頓服之。須臾當下石子，宿勿食服之良。

治熱淋方千金翼

白茅根四斤，以水一斗五升，煮取五升，每服一升，日三夜二。

四汁飲　治熱淋小便赤濇疼痛

葡萄取自然汁　生藕取汁　生地取汁　白蜜各五合

右和勻先把一盞銀器石器內慢火熬沸不拘時温服

牛膝膏　治死血作淋

桃仁去皮光　歸尾各一兩　牛膝四兩酒浸一宿　赤芍　生地各一兩半

水十鍾微火煎至二碗入麝香少許分四次空心服如

夏月用涼水換此膏不壞

八正散寶鑑　治諸淋

瞿麥　梔子　萹蓄　大黃　滑石　木

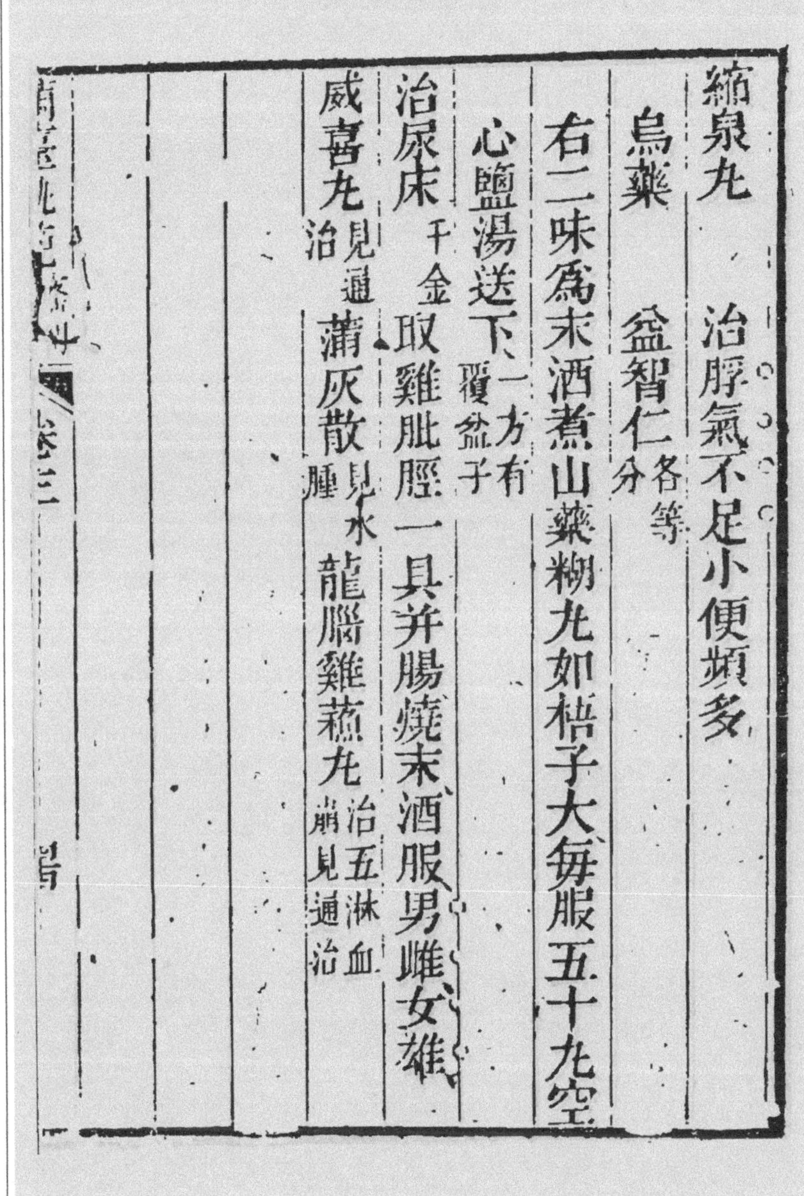

縮泉丸　治脬氣不足小便頻多

烏藥　益智仁各等分

右二味爲末酒煮山藥糊丸如梧子大每服五十丸空心鹽湯送下一方有覆盆子

治尿床千金取雞肶胵一具并腸燒末酒服男雌女雄

威喜丸見遺治　蒲灰散見水腫　龍腦雞蘇丸治五淋血崩見通治

卷三

縮泉丸、治脬氣不足小便頻數

烏藥 益智仁分各等

右二味為末酒煮山藥糊丸如梧子大每服五十丸空

心鹽湯送下一方有覆盆子

治尿床千金取雞肶胵一具并腸燒末酒服男雌女雄

威喜丸治見遺 清尿散見水腫 龍腦雞蘇丸前見通治治五淋血

通　車前子　甘草各一錢　加燈心一錢煎服

治小便失禁方千金　以水三升煮雞腸、取一升分三服、

家韭子丸　治遺溺及陽氣衰敗白濁遺精

家韭子炒六兩　鹿茸四兩酥炙　肉蓯蓉酒浸　牛膝酒浸　熟地

當歸各二兩　兎絲子酒浸　巴戟各一兩半　杜仲、石斛

桂心　乾薑各一兩

右爲末酒糊丸桐子大、每服五十丸、加至百丸食前鹽

湯溫酒任下、小兒遺尿者、多因胞寒亦陽氣不足也別

作小丸服

夜多小便方千金翼　治膀胱冷故小便至夜獨多

雞腸五具治如食法　羊腎一具去脂並令乾　赤石脂六兩　龍骨三兩　肉蓯蓉四兩　川連五兩　桂心二兩

右七味爲末每服方寸匕日二服五日中作羊腎炙一劑十日外作羊腎臛香味如常食飽與之

猪肚丸　治小便頻數

猪肚一個蓮子一升同煮同去皮心焙乾爲末一舶上茴香五錢　破故紙一兩鹽水炒　川練子酒炒去核一兩　母丁香三錢　加桑螵蛸一兩尤效　蜜丸桐子大每服五十丸空心溫酒送下

卷四湯方目

麻黄加朮湯　防巳黄芪湯　麻黄杏仁薏苡甘草湯　桂枝附子湯　白朮附子湯　甘草附子湯　二妙散以上濕　白虎人參湯　一物瓜蒂湯　香薷飲　十味香薷飲　黄連香薷飲　枇杷散　蟬酥丸　千金丹　又刮痧法以上暍　鱉甲煎丸　白虎加桂枝湯　蜀漆散　柴胡去半夏加栝蔞湯　柴胡桂薑湯　蜀漆丸　陵鯉湯　療瘧病醫不能救者方　療瘧常山湯

加龍骨牡蠣湯　治癲狂百病　莨菪子散

抱胆丸　琥珀壽星丸　控涎丹　獨效苦丁

香散　甘遂散　苦參丸以上癲狂癇　苓桂甘朮湯

甘遂半夏湯　十棗湯　小青龍湯　朮防

已湯　朮防已去石膏加茯苓芒硝湯　澤瀉湯

小半夏湯　小半夏加茯苓湯　葶藶大棗

瀉肺湯　桂苓五味甘草湯　苓甘五味薑辛湯

苓甘五味薑辛半夏湯　苓甘五味加薑辛半

夏杏仁湯　苓甘五味加薑辛半夏杏仁大黃湯

厚朴大黃湯　痰飲頭痛往來寒熱方　赤石脂散　前胡丸　芫花大甘遂丸　礬石湯　金珠化痰丸　葛花解酲湯以上痰飲　射干麻黃湯　皂莢丸　厚朴麻黃湯　澤漆湯　越婢加半夏湯　小青龍加石膏湯　杏仁煎　十味丸　療上氣方　鯉魚湯　觀音應夢散　補肺阿膠散　清音丸　葶藶丸　蘇子煎　蘇子降氣湯　治久嗽上氣心胸煩熱吐膿血方　以上咳　烏頭桂枝湯　蜘蛛散　大烏頭煎方

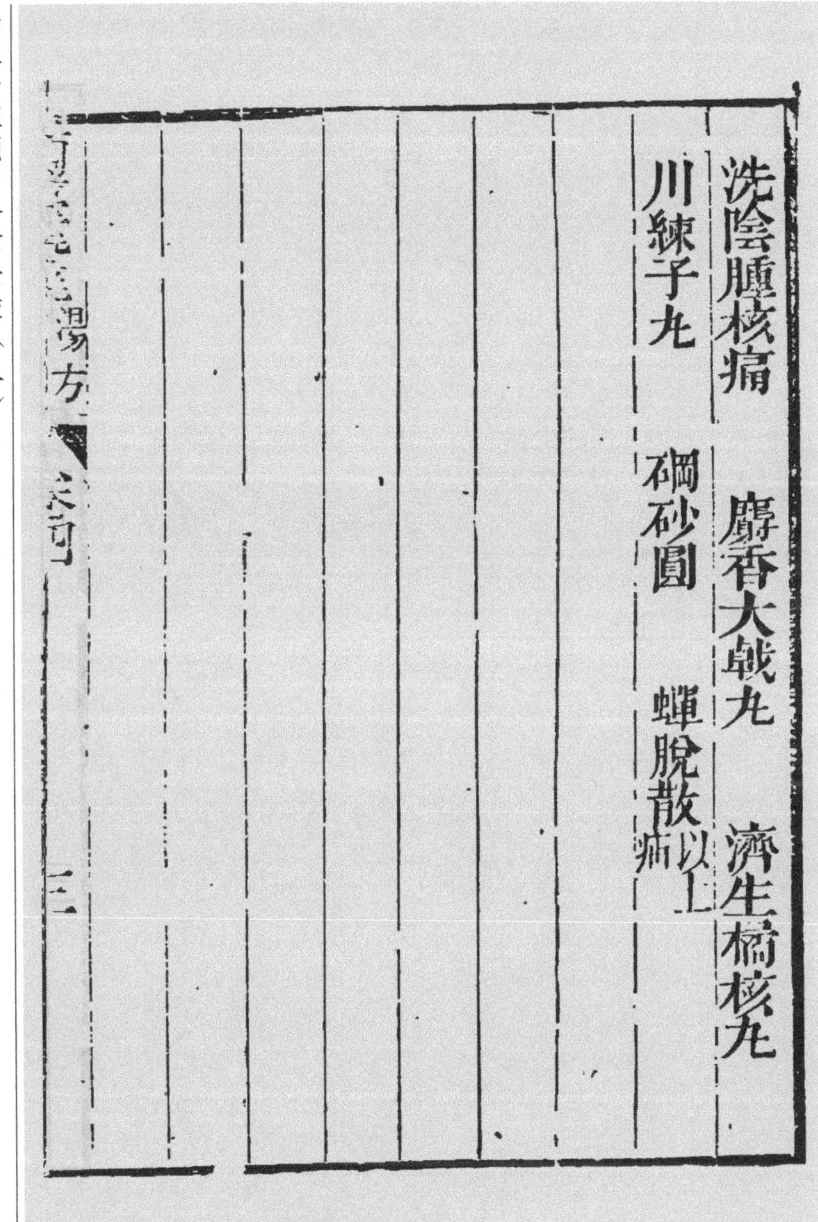

洗陰腫核痛

麝香大戟丸　濟生橘核丸

川楝子丸　硇砂圓　蟬脫散以上疝

醫學綱目　卷四　三

蘭臺軌範卷四

吳江徐靈胎洄溪著　男　爔鼎和校

濕

金匱

太陽病關節疼、痛而煩、脉沉而細者、此名濕痺、濕痺之候、小便不利、大便反快、但當利其小便、濕家之爲病、一身盡疼、發熱、身色如熏黄也、此黄與黄疸各別濕家其人但頭汗出、背強、欲得被覆向火、若下之早則噦、或胸滿、小便不利、舌上如胎者、以丹田有熱、胸上有寒、渴欲得飲而不能飲、

則口燥煩也　濕家下之額上汗出微喘小便利者死若下利不止者亦死、風濕相搏一身盡疼痛法當汗出而解、值天陰雨不止、醫云此可發汗汗之病不愈者何也蓋發其汗汗大出者、但風氣去濕氣在、是故不愈也、若治風濕者發其汗但微微似欲出汗者風濕俱去也、濕家病身疼發熱面黃而喘、頭痛鼻塞而煩其脉大自能飲食腹中和無病病在頭中寒濕故鼻塞內藥鼻中則愈、內鼻之藥、金匱未載、俟廣求其法以補之、亦不過牙皂瓜蒂之類、

濕方

麻黄加术湯金匱　濕家身煩疼可與麻黄加术湯發其汗爲宜慎不可以火攻之、

麻黄三兩去節　桂枝二兩去皮　甘草一兩炙　杏仁七十個去皮尖　白术四兩

右五味以水九升先煮麻黄減二升去上沫内諸藥煮取二升半去滓温服八合覆取微似汗此濕家發汗之方

防已黄芪湯金匱　風濕脉浮身重汗出惡風者此湯主之、

防己一兩　甘草半兩炒　白术七錢半　黄芪一兩一分去蘆惡風黄芪主之

右剉麻豆大每抄五錢七生薑四片大棗一枚水盞半煎八分去滓温服良久再服、　喘者加麻黄半兩　胃中不和者加芍藥三分　氣上衝者加桂枝三分　下有陳寒者加細辛三分　服後當如虫行皮中從腰下如水、後坐被上、又以一被繞腰下、温令微汗差、

麻黃杏仁薏苡甘草湯金匱　病者一身盡疼、發熱日晡所劇者、名風濕、此病傷於汗出當風、或久傷取冷所致也、

麻黃半兩去節湯泡　甘草炙一兩　薏苡仁半兩　杏仁十個去皮尖炒

右剉麻豆大、每服四錢、水一盞半煮八分去滓温服有微汗避風

桂枝附子湯金匱　傷寒八九日風濕相搏身體疼煩不能

自轉側不嘔不渴脉浮虛而濇者桂枝附子湯主之若大便堅小便自利者去桂加白朮湯主之

桂枝四兩去皮 生薑三兩切 附子三枚炮去皮破八片 甘草二兩炙 大棗十二枚擘

右五味以水六升煮取二升去滓分溫三服

白朮附子湯金匱

白朮二兩 附子一枚半炮去皮 甘草一兩炙 生薑一兩半切 大棗六枚

右五味以水三升煮取一升去滓分溫三服一服覺身痺半日許再服三服多盡其人如冒狀勿怪即是朮附

並走皮中、逐水氣未得除故耳、

甘草附子湯金匱　風濕相搏骨節疼煩掣痛不得屈伸近之則痛劇汗出短氣小便不利惡風不欲去衣或身微腫者、此湯主之

甘草炙二兩　附子二枚炮去皮　白朮二兩　桂枝四兩去皮

右四味以水六升煮取三升去滓、溫服一升、日三服、初服得微汗則解、能食汗出復煩者、服五合恐一升多者、服六七合爲妙、此風濕而兼寒者

二妙散丹溪　治筋骨疼痛因濕熱者、如有氣加氣藥、如血

虛加血藥如痛甚以薑汁熱辣服之

黃柏炒　蒼朮炒去皮

右爲末生薑研沸湯調服如表實氣實者少酒佐之在表之濕當散之在裏之濕當燥之諸方之義不外乎此

黑地黃丸方見通治

暍

金匱

太陽中暍發熱惡寒身重而疼痛其脉弦細芤遲小便已洒洒然毛聳手足逆冷小有勞身即熱口開前板齒燥若

發其汗則惡寒甚加溫針則發熱甚若下之則淋甚此中暍乃中時行之熱氣與卒然中暑病象如霍亂者不同當別之

暍方

白虎人參湯 金匱 太陽中熱者暍是也汗出惡寒身熱而渴此湯主之

知母六兩　石膏一斤碎　甘草二兩　粳米六合　人參三兩

右五味以水一斗煮米熟湯成去滓溫服一升日三服熱入裏則外惡寒減裏熱則惡寒自解然亦須詳審有表無表方爲精審況凡屬汗出多之病無不惡寒者以其惡寒汗出而誤認爲寒用大順散等熱劑則立危矣

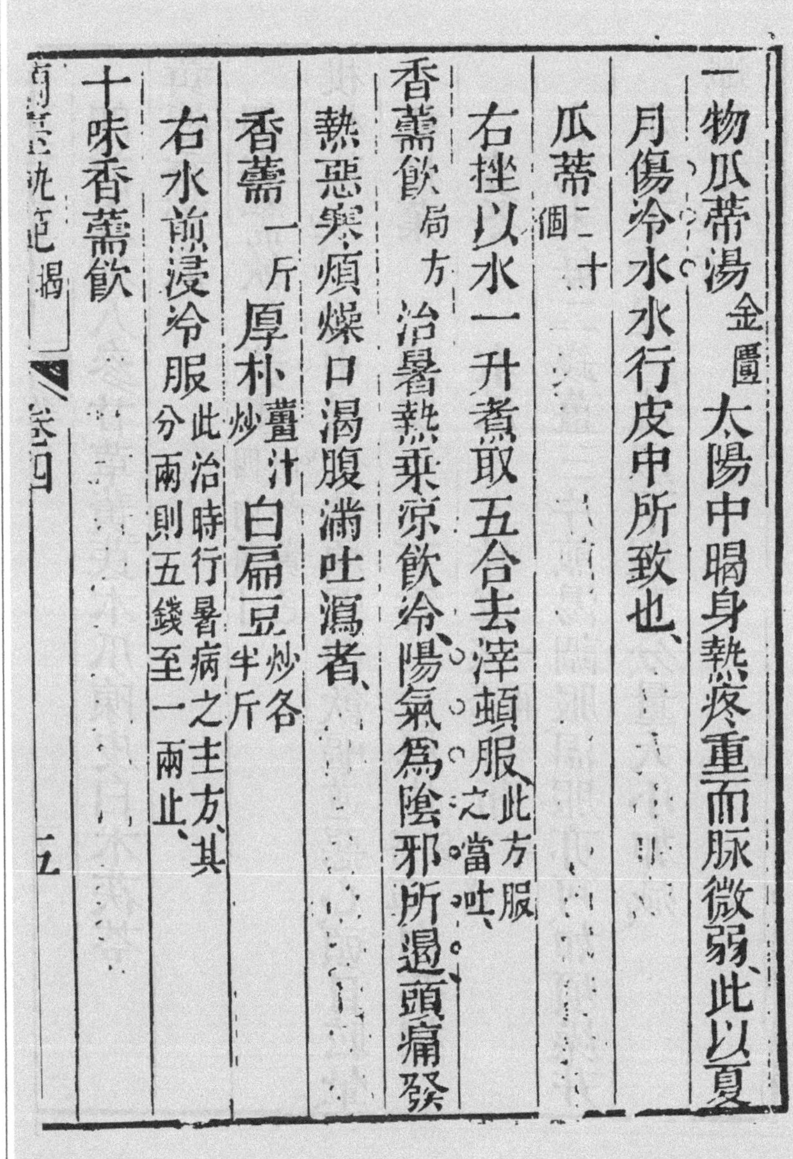

一物瓜蒂湯金匱　太陽中暍身熱疼重而脉微弱、此以夏月傷冷水水行皮中所致也、

瓜蒂二十個

右挫以水一升煮取五合去滓頓服、此方服之當吐、

香薷飲局方　治暑熱乘涼飲冷陽氣為陰邪所遏頭痛發熱惡寒煩燥口渴腹滿吐瀉者、

香薷一斤　厚朴薑汁炒　白扁豆炒各半斤

右水煎浸冷服、此治時行暑病之主方、其分兩則五錢至一兩止、

十味香薷飲

即前方加人參甘草黃芪木瓜陳皮白术茯苓

黃連香薷飲

即香薷飲加黃連四兩薑汁同炒黃色

枇杷散局方　治中暑伏熱煩渴引飲嘔逆惡心頭目眩暈

枇杷葉　陳皮　丁香　厚朴各五錢　白茅根

麥冬　木瓜　甘草炙各一兩　香茹七錢半

右爲末每二錢薑三片煎湯調服溫服亦可如煩燥并水調下小兒三歲以下服五分量大小加減

蟬酥丸秘方

茅术　雄黃各一兩　辰砂五錢　麝香一錢　丁香　牙皂各三錢　蟾酥五錢

右用火酒化蟾酥打丸如鳳仙子大辰砂爲衣放舌底化下重者二三丸

千金丹秘方即人馬平安散

麝香　冰片各二錢　硃砂五錢　雄黃　硼砂　硝各一兩　金箔一百張或加牛黃

右七味爲末或水服二三分或嗅少許於鼻內

又刮痧法

用薄錢蘸香油刮胸背及髀股灣令色紫疹起爲度或用婦人縛髮油繩蘸油刮亦可

紫金錠　蘓合丸局方　藿香正氣散局方　生脉飲

六一散以上俱見通治

痎瘧

素問

瘧論黃帝問曰夫痎瘧皆生於風其畜作有時者何也岐伯曰瘧之始發也先起於毫毛伸欠乃作寒慄鼓頷腰脊俱痛寒去則內外皆熱頭痛如破渴欲冷飲帝曰何氣使

然岐伯曰陰陽上下交爭虛實更作陰陽相移也陽并於陰則陰實而陽虛陽明虛則寒慄鼓頷也巨陽虛則腰背頭項痛三陽俱虛則陰氣勝陰氣勝則骨寒而痛寒生於內故中外皆寒陽盛則外熱陰虛則內熱外內皆熱則喘而渴故欲冷飲也此皆得之夏傷於暑熱氣盛藏於皮膚之內腸胃之外此營氣之所舍也此令人汗空疏腠理開因得秋氣汗出遇風及得之以浴水氣舍於皮膚之內與衛氣并居衛氣者晝日行於陽夜行於陰此氣得陽而外出得陰而內薄內外相薄是以日作帝曰其間日作者何

也岐伯曰其氣之舍深內薄於陰陽氣獨發陰邪內着陰
與陽爭不得出是以間日而作也帝曰其作日晏與日早
者何氣使然岐伯曰邪氣客於風府循膂而下衛氣一日
一夜大會於風府其明日日下一節故其作也晏此先客
於脊背也每至於風府則腠理開腠理開則邪氣入邪氣
入則病作以此日作稍稍益晏其出於風府日下一節二
十五日下至骶骨二十六日入於脊內注於伏膂之內其
氣上行九日出於缺盆之中其氣日高故作日益早其間
日發者由邪氣內薄於五臟橫連募原其道遠其氣深其

行遲不能與衛氣俱行不得皆出故間日乃作也帝曰夫子言衛氣每至於風府腠理乃發發則邪氣入入則病作今衛氣日下一節其氣之發也不當風府其日作者奈何岐伯曰此邪氣客於頭項循膂而下者也故虛實不同邪中異所則不得當其風府也故邪中於頭項氣至頭項而病中於背氣至背而病中於腰脊氣至腰脊而病中於手足氣至手足而病衛氣之所在與邪氣相合則病作故風無常府衛氣之所發必開其腠理邪氣之所合則其府也帝曰善夫風之與瘧也相似同類而風獨常在瘧得有時

而休者何也、岐伯曰、風氣留其處、故常在、瘧氣隨經絡沉以內薄、故衛氣應乃作、帝曰、瘧先寒而後熱者何、岐伯曰、夏傷於大暑、其汗大出、腠理開發、因遇夏氣淒滄之水寒、藏於腠理皮膚之中、秋傷於風、則病成矣、夫寒者陰氣也、風者陽氣也、先傷於寒而後傷於風、故先寒而後熱、病以時作、名曰寒瘧、帝曰、先熱而後寒者何也、岐伯曰、此先傷於風而後傷於寒、故先熱而後寒、亦以時作、名曰溫瘧、其但熱而不寒者、陰氣先絕、陽氣獨發、則少氣煩冤、手足熱而欲嘔、名曰癉瘧、內經之文亦論其理如此、其實病變不同、不可執一而論、此等極多、不獨論瘧爲然故學者當以意會也岐伯曰瘧之且發也陰陽之且移也必從四末始也陽已傷陰從之故先其時堅束其處令邪氣不得入陰氣不得出審候見之在孫絡盛堅而血者皆取之此眞往而未得并者也帝曰時有間二日或至數日發或渴或不渴其故何也岐伯曰其間日者邪氣與衛氣客於六腑而有時相失不能相得故休數日乃作也　其以秋病者寒甚以冬病者寒不甚以春病者惡風以夏病者多汗

瘧脉緩大虛便宜用藥不宜用鍼凡治瘧先發如食頃乃可以治過之則失時也諸瘧而脉不見刺十指間出血

血去必已、先視身之赤如小豆者盡取之、瘧疾藥嘗在未來時前服、刺瘧之法簡易可學、不必習針法、皆能之、亦治瘧之要訣也、

風瘧　素生氣通天論、魄汗未盡、形弱而氣爍、穴腧以閉、發爲風瘧、　又云、夏傷於暑、秋爲痎瘧、二日一發者爲痎瘧、痎與瘠同、

似瘧　素生眞要大論、帝曰、火熱復惡寒發熱、如有瘧狀、或一日發、或間數日發、其故何也、岐伯曰、勝復之氣會合之時有多少也、陰氣多而陽氣少、則其發日遠、陽氣多而陰氣少、則其發日近、此勝復相搏盛衰之節、瘧亦同法、瘧亦同法、則非瘧可知、

金匱

師曰、瘧脉自弦、弦數者、多熱、弦遲者、多寒、弦小緊者、下之差、弦遲者、可溫之、弦緊者可發汗針灸也、浮大者、可吐之、弦數者、風發也、以飲食消息止之、

但熱不寒者、邪氣內藏於心、外舍分肉之間、令人消爍肌肉

牡瘧　瘧多寒者名曰牡瘧似當作牝字、諸本皆作牡存考

瘧方

鱉甲煎圓金匱　病瘧以月一日發、當以十五日愈、設不差當月盡解、如其不差、當云何、師曰此結爲癥瘕、名曰瘧

毋急治之宜此方、

鱉甲十一分炙 烏扇燒三分 黄芩三分 柴胡六分 鼠婦熬三分 乾薑三分 大黄三分 芍藥五分 桂枝三分 葶藶熬一分 石韋三分去毛 厚朴三分 牡丹五分去心 瞿麥二分 紫威三分 半夏一分 人參一分 䗪虫五分熬 阿膠三分 蜂窠四分炙 赤消十二分 蜣蜋六分熬 桃仁二分

右二十三味爲末、取鍜灶下灰一斗、淸酒一斛五斗、浸灰候酒盡一半、着鱉甲於中、煮令泛爛如膠漆、絞取汁内諸藥煎爲丸、如梧子大、空心服七丸、日三服、

白虎加桂枝湯 金匱 温瘧者、其脉如平、身無寒、但熱、骨節疼煩、時吐、此湯主之、

知母 六兩 甘草 二兩炙 石膏 一斤 粳米 二合 桂枝 三兩去皮

右剉、每五錢、水一盞半、盞至八分、去滓、温服、汗出愈、內經以先熱後寒、爲温瘧、但熱不寒、爲癉瘧、

蜀漆散 金匱 瘧多寒者、名曰牡瘧、此湯主之、牡宜作牝、

蜀漆 洗去腥 雲母 燒二日夜 龍骨 等分

右三味、杵爲散末、發前以漿水服半錢七、 温瘧加蜀漆半分、臨發時服一錢七、

柴胡去半夏加栝蔞湯金匱　治瘧病發渴者，亦治勞瘧。

柴胡八兩　人參　黃芩　甘草各三兩　栝蔞根四兩

生薑二兩　大棗十二枚

右七味，以水一斗二升，煮取六升，去滓，煎取三升，溫服一升，日二服。

柴胡桂薑湯金匱　治瘧寒多微有熱，或但寒不熱。

柴胡半斤　桂枝三兩，去皮　乾薑二兩　栝蔞根四兩　黃芩三兩

牡蠣二兩，熬　甘草二兩，炙

右七味，以水一斗二升，煮取六升，去滓，再煎取三升，日

三服初服微煩復服汗出便愈

蜀漆丸千金　主痎瘧連年不差服三七日定差方

蜀漆　知母　白薇　地骨皮　麥門冬去心　升麻各五分　恒山一兩半　石膏二兩研　香豉一合　萎蕤　烏梅肉　鱉甲各一兩炙　甘草

右十三味擣篩爲末煉蜜和丸如桐子大空腹飲服十丸日再加至二三十丸此方治三日瘧爲宜

陵鯉湯千金　主瘧疾江南瘴瘧方

陵鯉甲四十枚炙　烏賊魚骨　附子各一兩泡去皮　恒山三兩

右五味㕮咀以酒三升漬一宿未發前稍稍啜之勿絕吐之并塗五心一日斷食過時久乃食用生藥採吐法

療瘧病醫不能救者方千金翼外治截瘧法

以繩量病人脚圍繞足跟及五指一匝訖截斷繩取所量繩置項上着反向背上當繩頭處中脊骨上灸三十壯則定候看復惡寒急灸三十壯則定氐至過發一炊久候之雖飢勿與食盡日此神驗男左足女右足

療瘧常山湯外臺吐法

常山三兩

右一味切以漿水三升浸經一宿煎取一升欲發前頓服之後微吐差止忌生葱生菜

牡蠣湯外臺治牡瘧

牡蠣四兩 麻黄四兩去節 甘草二兩 蜀漆二兩

右四味以水八升先煮蜀漆麻黄去上沫得六升内諸藥煮取二升温服一升若吐則勿更服

清脾湯濟生治熱多陽瘧

青皮 厚朴 柴胡 黄芩 半夏 甘草 茯苓 白术 草果煨

右九味加薑三片水煎服

常山飲局方治痎瘧

常山火酒炒 知母 貝母 草果 檳榔各一錢 烏梅三個

右六味加薑棗煎瘧未發時面東温服

烏梅引子 療温瘧勞瘧

烏梅七個 桃椰心各七莖 葱白七莖 豆豉一合 甘草四分 柴胡四分 知母四分 大黃三分

右八味各細剉以童子小便兩茶碗宿浸明旦早煎三

二沸去滓頓服差未差更作服三服永差忌海藻菘菜

集驗瘧必從四肢始療方

先其時一日頃用細左索緊束其手足十指過發時

乃解之此即內經之法

四獸湯易簡治食瘧諸瘧和胃消痰

半夏　人參　茯苓　白朮　橘紅　草

果　生薑　烏梅　大棗　甘草各等分

右以鹽少許淹食頃濕紙厚裹慢火煨香熟每服四錢

溫服

小柴胡湯見傷寒十一

治瘧之法不外諸方惟三日瘧則煎劑不能取效宜病日用煎方以驅邪餘兩日用溫補以扶元氣又加避風靜養則庶幾矣

痢

素問

通評虛實論帝曰腸澼便血何如岐伯曰身熱則死寒則生帝曰腸澼下白沫何如岐伯曰脉沉則生脉浮則死帝曰腸澼下膿何如岐伯曰脉懸絕則死滑大則生帝曰腸澼之屬身不熱脉不懸絕何如岐伯曰滑大者曰生懸澀

者曰死、以臟期之、　氣厥論腎移熱於脾傳爲虚腸澼死、不可治、　大奇論腎脉小搏沉爲腸澼下血、血温身熱者死、心肝澼亦下血、二臟同病者可治、其脉小沉濇爲腸澼其身熱者死、　太陰陽明論犯賊風虚邪陽受之、飲食不節起居不時者陰受之、陽受之則入六腑陰受之則入五臟、入六腑則身熱不時臥上爲喘呼、入五臟則䐜滿閉塞下爲飧泄、久爲腸澼、此俗所謂腸紅病也

金匱

六腑氣絶於外者手足寒、上氣脚縮、五臟氣絶於内者痢

不禁、下甚者手足不仁、下痢脉沉弦者下重、脉大者爲未止、脉微弱數者爲欲自止、雖發熱不死、下痢手足厥冷、無脉者、灸之、不溫、若脉不還反微喘者死、少陰負趺陽者爲順也、下痢有微熱而渴、脉弱者、令自愈、下痢渴者自愈以陽氣復而寒邪去也、下痢脉數有微熱汗出令自愈、設脉緊爲未解、下痢脉數而渴者、令自愈、設不差必清膿血、以有熱故也、下痢氣者、當利其小便、下痢清穀不可攻其表、汗出必脹滿、下痢脉沉而遲、其人面少赤、身有微熱、下痢清穀者、必鬱冒汗出而解、病人必微厥、所以然者、其面帶陽下虛故也、下痢後脉絶手足厥冷晬時脉還手足温者生、不還者死、下痢腹脹滿身體疼痛者、先温其裏、乃攻其表、以上諸症皆屬陰寒之痢、非暑毒之痢也、治法大相懸殊、

病源

痢而赤白者、是熱乘於血、血滲於腸內則赤也、冷氣入腸摶腸間津液凝滯則白也、冷熱相交故赤白相雜、重者狀如膿涕而血雜之、輕者白膿上有赤脉薄血狀如魚脂腦、世謂魚腦痢也、

血痢者熱毒折於血入大腸故也、

沐息痢者，胃脘有停飲，因痢積久，或冷氣或熱氣乘之，氣動於飲，則飲動，而腸虛受之，故爲痢也。

痢如膏，由臟腑虛冷，冷氣入於大腸成痢，冷氣積腸，又虛滑脂凝如膏也。

蠱蛀痢，毒氣侵於臟腑，如病蠱蛀之家，痢血雜膿瘀黑，有片如雞肝，與血俱下是也。

雜痢，謂痢色無定，或水穀，或膿血，或青，或黃，或赤，或白，變雜無常，或雜色相兼而痢也。挾熱則黃赤，熱甚則變膿血也，冷則白，冷甚則青黑，皆由飲食不節，冷熱不調，胃氣虛，

故變易、

痢方

桃花湯 金匱 下痢便膿血者此湯主之

赤石脂 一斤一半剉 一半篩末 乾薑 一兩 粳米 一升

右三味以水七升煮米令熟去滓溫服七合內赤石脂末方寸匕日三服若一服愈餘勿服 此治下焦滑脫之痢

白頭翁湯 金匱 熱痢下重者此湯主之

白頭翁 黃連 黃柏 秦皮 各三兩

右四味以水七升煮取二升去滓溫服一升不愈再服

紫參湯金匱　下痢肺痛、此湯主之、

紫參半斤　甘草三兩

右二味、以水五升、先煮紫參、內甘草、煮取一升半、分溫三服。紫參疑即爛上染紅色者。

訶梨勒散金匱　治氣痢

訶梨勒十枚煨

右一味、爲散、粥飲和、頓服、

甘草瀉心湯傷寒論　傷寒中風、醫反下之、其人下痢日數行、穀不化、腹中雷鳴、心下痞鞕而滿、乾嘔、心煩不得安、此

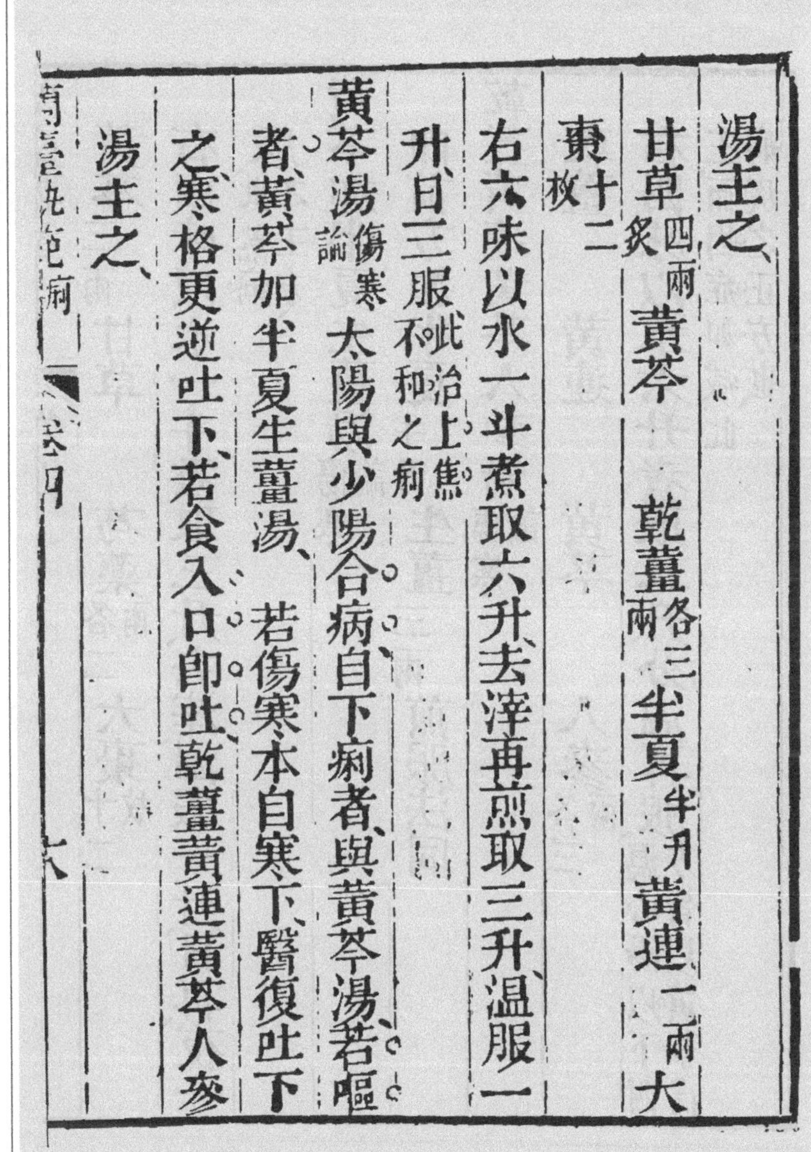

湯主之、

甘草四兩炙 黃芩 乾薑各三兩 半夏半升 黃連一兩 大棗十二枚

右六味以水一斗煮取六升去滓再煎取三升溫服一升日三服此治上焦不和之痢

黃芩湯傷寒論 太陽與少陽合病自下痢者與黃芩湯若嘔者黃芩加半夏生薑湯、 若傷寒本自寒下醫復吐下之寒格更逆吐下若食入口即吐乾薑黃連黃芩人參湯主之、

黃芩三兩 甘草 芍藥各二兩 大棗十二枚

右四味以水一斗煮取三升、去滓、溫服一升、日再、夜一服、此熱痢之主方、

黃芩加半夏生薑湯傷寒論

即前方加半夏半升生薑三兩煎服法同

乾薑黃連黃芩人參湯傷寒論

乾薑 黃連 黃芩 人參各三兩

右四味以水六升煮取二升、分溫再服、瀉心湯以下四方皆以黃芩爲主、而因症加減、此痢疾之正方也、

赤石脂禹餘粮湯傷寒論 傷寒服湯藥下痢不止、心下痞硬、服瀉心湯已、復以他藥下之、痢不止、醫以理中湯與之、痢益甚、理中者理中焦、此痢在下焦、此湯主之、

赤石脂碎 禹餘粮碎各一斤

已上二味以水六升煮取二升去滓、三服、下焦乃大腸之底也

雄黄丸 夷堅甲志云、昔虞丞相自渠州被召、途中冒暑得疾、泄瀉連月、夢壁間有韻語方一紙、讀之數遍、其詞曰、毒暑在脾、濕氣連脚、不泄則痢、不痢則瘧、獨煉雄黄蒸餅和藥、甘草作湯服之安樂、别作治療、醫家大錯、

如方製藥服之遂愈此方治暑毒痢

柴胡加芒硝湯傷寒論　治傷寒胸滿而嘔日晡所發潮熱已而微痢先以小柴胡解外後以此主之

即柴胡湯方加芒硝二兩

右先煮柴胡湯去滓內芒硝分溫再服不解更作

瓜蔞散　治五色痢久不愈者

瓜蔞一個以炭火煨存性盦地上出火毒

右研細溫酒服盡

療熱毒痢血片臍下絞刺痛方外臺

升麻　地榆　茜草　黃連各六分　犀角四分　生地八分　梔子　薤白　香豉各二合

右九味，水六升，煮取一升五合，分温三服，日再。此治血痢之主方

主赤白痢方外臺

黃連二兩　阿膠四片

右三味，以酒二升，合黃連煎十五沸，去滓，然後內阿膠令烊，温服三升。此治血熱之痢

療五疳蒸下痢方外臺

苦參　青葙　甘草炙各三兩

右三味以水四升煑取二升半分三灌即愈凡蒸但服地汁即差此兼治蚘

薤白湯活人書 傷寒下痢如爛肉汁赤白滯下伏氣腹痛諸熱毒並皆治之

豉半斤綿裹 薤白一把 梔子七枚大者破之

右剉如麻豆大以水二升半先煑梔子十沸下薤白煎至二升許下豉煎取一升二合去滓每服一湯盞

訶梨勒丸局方 治腸胃積寒久痢純白或有青黑日夜無度

肉豆蔻去皮 木香 乾薑泡各二十兩 縮砂仁 訶梨勒皮 川烏頭泡去皮臍 白礬煅各二十分 龍骨洗 赤石脂各八十兩

右爲末，用粟米飯爲丸，如梧子大，每服二十丸至三十丸，温粟米飲下，食前服。甚者可倍加丸數。此澀濇之劑

葛根湯 葛根黄芩黄連湯 當歸四逆湯 大承氣湯 小承氣湯 四逆散 四逆湯 白通加猪胆汁湯 白通湯 四逆加人參湯 通脉四逆湯 猪膚湯 陽毒升麻湯以上十三方俱見傷

寒、門丸 生薑瀉心湯見嘔吐門 烏梅丸方見虫門 威喜丸方見通治此方和劑名感應

癲狂癇

靈素

靈癲狂篇、狂始生先自悲也喜忘苦怒善恐者得之憂飢、狂始發少卧不飢自高賢也自辯智也自尊貴也善罵詈日夜不休、 狂言驚善笑好歌樂妄行不休者得之大恐、 狂目妄見耳妄聞善呼者少氣之所生也、 狂者多食善見鬼神善笑而不發於外者得之有所大喜、

骨癲　靈癲狂篇、骨癲疾者、顑齒諸腧分肉皆滿而骨居、汗出煩悗、嘔多沃沫、氣下泄不治、

筋癲疾　靈癲狂篇、筋癲疾者、身倦攣急、嘔多沃沫、氣下泄不治、

脉癲疾　靈癲狂篇、脉癲疾者、暴仆四支之脉皆脹而縱脉滿、盡刺之出血、嘔多沃沫、氣下泄不治、

素生氣通天論、陰不勝其陽則脉流薄疾、并乃狂、　宣明五氣論、五邪所亂、邪入於陽則狂　調經論、血并於陰氣并於陽、故爲驚狂　至眞要大論、諸躁狂越、皆屬於火、

通評虛實論帝曰癲疾何如岐伯曰脉搏大滑久自已脉小堅急死不治帝曰癲疾之脉虛實何如岐伯曰虛則可治實則死　陽明脉解篇岐伯曰四支者諸陽之本陽盛則四支實實則能登高也帝曰其棄衣而走者何也岐伯曰熱盛於身故棄衣欲走也帝曰其妄言罵詈不避親踈而歌者何也岐伯曰陽盛則使人妄言罵詈不避親踈而不欲食不欲食故妄走也

陽厥怒狂　素病能論帝曰有病怒狂者此病安生岐伯曰陽氣者因暴折而難決故善怒也病名曰陽厥帝曰治

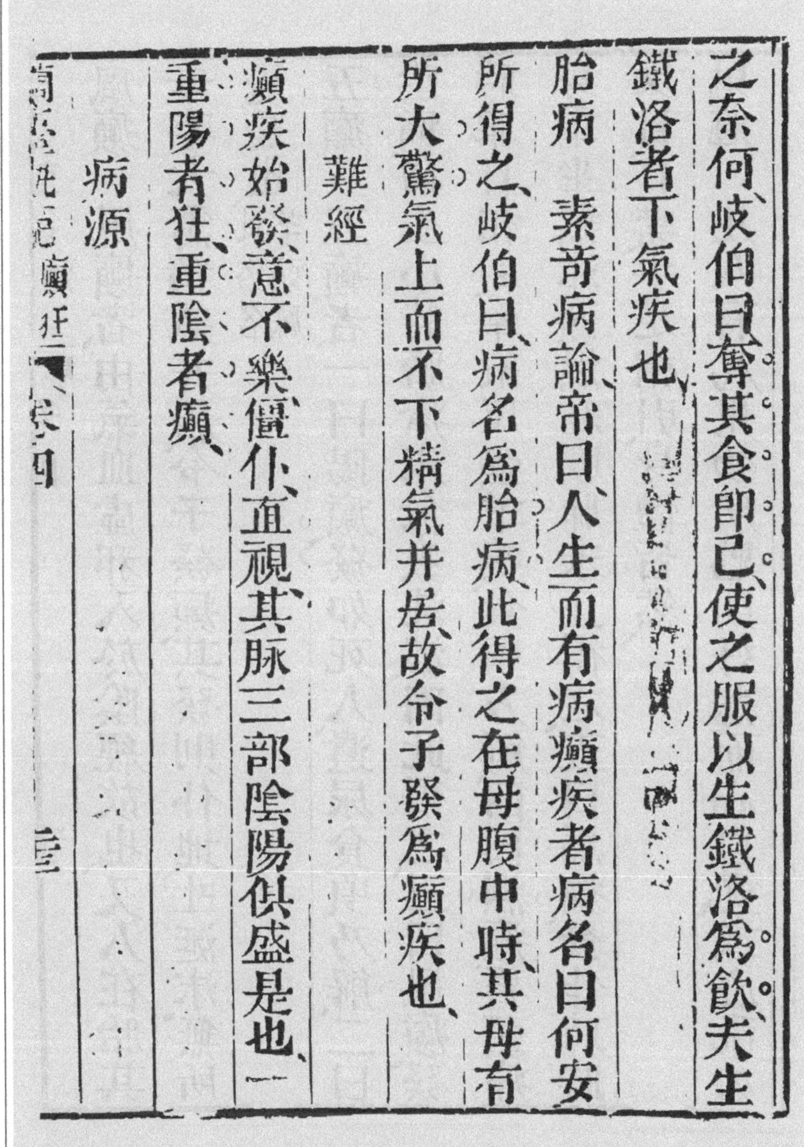

之奈何、岐伯曰奪其食即已、使之服以生鐵洛爲飲、夫生鐵洛者下氣疾也、

胎病　素問病論帝曰、人生而有病癲疾者病名曰何安所得之、岐伯曰、病名爲胎病、此得之在母腹中時、其母有所大驚氣上而不下精氣并居故令子發爲癲疾也、

難經

癲疾始發意不樂僵仆直視其脉三部陰陽俱盛是也、一重陽者狂、重陰者癲、

病源

風癲　風癲者、由氣血虛邪入於陰經故也、又人在胎其母卒大驚精氣并居令子發癲其發則仆地吐涎沫無所覺是也、此俗名羊頭瘋

五癲　五癲者、一曰陽癲發如死人、遺尿食頃乃解、二曰陰癲、初生小時臍瘡未愈數洗浴、因此得之、三曰風癲發時眼目相引牽縱反強、羊鳴食頃方解、四曰濕癲眉頭痛身重坐熱沐頭濕結腦沸未止得之、五曰馬癲發作時時反目、口噤手足相引、身體皆然、

鬼魅　凡人有為鬼物所魅則好悲而心自動、或心亂如

醉狂言、驚怖向壁悲啼、夢寤喜魘、或與鬼神交通、病苦乍寒乍熱、心腹滿、短氣不能飲食、此魅之所持也、

十歲以上爲癲、十歲以下爲癇、大體不外三種、風驚食是也、

千金

驚癇　癇、分心肝、脾、肺腎、膈腸之病、及馬牛羊豬犬雞之別、其象各有所似

癲狂方

生鐵洛爲飲　素問

生鐵洛、即爐冶間錘落之鐵屑、用水研浸可以爲飲、其屬金其氣寒而重、最能墜熱開結、平水火之邪、故可以下氣疾除狂怒也、凡藥中用鐵精鐵華粉鍼砂鐵銹水之類、皆同此意、此治怒狂之方以鎮肝爲主

桂枝去芍藥加蜀漆龍骨牡蠣救逆湯傷寒論　治傷寒脉浮、醫以火迫刼之、亡陽必驚狂、起卧不安者、

卽桂枝湯去芍藥加蜀漆三兩洗去腥　牡蠣五兩熬　龍骨四兩

右七味以水一斗煮取二升、先煮蜀漆内諸藥煮取三升、去渣溫服一升、

柴胡加龍骨牡蠣湯傷寒論 治傷寒下之驚煩、小便不利、讝語、身重不能轉側、此湯主之、

柴胡 龍骨 人參 茯苓 鉛丹 黄芩 桂枝各一兩半 半夏二合 大黄二兩 牡蠣一兩生 生薑一兩半 大棗六枚

右十二味以水八升煮取四升、內大黄更煮去滓溫服一升、

治癲狂百病千金翼

大麻子四升上好者 以水六升煮令芽生去滓煎取二升空

腹頻、服或多言語。。勿怪、但使人摩手足、煮法奇

莨菪子散 外臺 治五癇

猪卵一具陰乾一百日 莨菪子三斤 牛黄八分 鯉魚胆五分 桂心一兩研

右五味以清酒一升漬莨菪子暴令乾盡酒止擣合下篩酒服五分、日再、當醉、不知、稍增、

抱胆丸 類方 治一切癲癇、風狂、或因驚恐怖畏所致、及婦人產後、血虛驚氣入心并室女經脉通行驚邪蘊結、

水銀 硃砂細研各二兩 黑鉛一兩半 乳香一兩

右將黑鉛入銚子內，下水銀結成砂子，次下硃砂、乳香，乘熱用柳木搥研勻，丸雞豆大。每服一丸，井花水吞下。病者得卧，切莫驚動，覺來即安，再服一丸除根。

琥珀壽星丸 局方 治心胆被驚，神不守舍，或痰迷心竅，恍惚健忘，妄言妄見。

天南星一斤，掘坑深二尺，用炭火五斤於坑內燒紅，取出炭掃淨，用好酒一斤澆，將南星趁熱下坑內，用盆急蓋訖，泥壅合，經一宿取出，再焙乾爲末 琥珀四兩，另研 硃砂一兩，研飛，一半爲衣

右和猪心血三個，生薑汁打麪糊，攪令稠粘，將心血和入藥末，丸如桐子大。每服五十丸，煎人參湯下，日三。

控延丹 類方 治諸癇久不愈頑涎聚散無時變生諸症

川烏 用生 半夏 湯洗 白殭蠶 炒各半兩生薑汁浸一宿 鐵粉 三錢研 全蝎 甘遂 各二錢半麪裹煨

右爲細末生薑自然汁爲丸如菉豆大硃砂爲衣每服十五丸食後生薑湯下忌食甘草

獨效苦丁香散 治忽患心疾癲狂不止得之驚憂痰氣上犯心包當治其源

以苦丁香卽瓜蒂半兩爲末每服一錢井花水調滿盞投之得大吐熟睡勿令人驚起

甘遂散 類方 治癲狂及婦女心風血邪、

甘遂末一錢、用猪心取三管血、三條和甘遂多少、和之將心批作二片、入藥在內、合之綿縛、外用皮紙裹濕、慢火煨熟、勿令焦、取藥細研、礦入辰砂末一錢、和勻、令作四丸、每服一丸、將所煨猪心煎湯化下、再服用別猪心過半日大便下惡物、後服調和胃氣丸、此病乍作乍醒者甦、不食迷癡者不治、

苦參丸 外臺 治狂邪發惡、或披頭大叫欲殺人、不避水火以苦參爲末、蜜丸桐子大、每服十丸、薄荷湯下、

礞石滚痰丸養生主論 蘇合香丸局方 至寶丹以上三方俱見通治

按癲癇一症，其輕者不拘何方可愈，重者必用鍜鍊秘方，僅能有效。

痰飲

金匱

問夫飲有四，何謂也？師曰：有痰飲，有懸飲，有溢飲，有支飲。問曰：何以異？師曰：其人素盛今瘦，水走腸間，瀝瀝有聲，謂之痰飲；飲後水流在脇下，欬唾引痛，謂之懸飲；飲水流行，歸於四肢，當汗出而不汗出，身體疼重，謂之溢飲；欬逆倚息，氣短不得臥，其形如腫，謂之支飲。水在心，心下堅築

短氣、惡水不得飲、 水在肺、吐涎沫欲飲水、 水在脾、少氣身重、 水在肝、脇下支滿嚏而痛、 水在腎、心下悸、

夫心下有留飲、其人背寒冷如水大、 留飲者脇下痛引缺盆咳嗽則輒已、 胸中有留飲、其人短氣而渴、四肢歷節痛、脉沉者有留飲、 膈上病、痰滿喘咳吐、發則寒熱背痛腰疼、目泣自出、其人振振身瞤劇、必有伏飲、 夫病人飲水多、必暴喘滿、凡食少飲多、水停心下、甚者則悸、微者短氣、脉雙弦者寒也、皆大下後喜虛、脉偏弦者飲也、 病痰飲者當以溫藥和之、溫藥和之治飲總訣 夫有支飲家久咳數歲、

其脉弱者可治實大數者死其脉虛者必苦冒其人本有支飲在胸中故也治屬飲家　夫短氣有微飲當從小便去之　病溢飲者當發其汗水在中當利小便水在四肢當發汗此亦總訣嘔家本渴渴者爲欲解今反不渴心下有支飲故也　假令瘦人臍下有悸吐涎沫而癲眩此水也　先渴後嘔爲水停心下此屬飲家全部內經無一痰字然世間痰飲之病最多惟仲景大創厥論而後萬世治痰之法始備

病源

癖飲　由飲水多水停聚兩脇之間遇寒氣相搏則結聚

成塊在腹下弦亘起按之作水聲（飲成形者爲癖）

酒癖　因大飲酒後渴而引飲無度酒與飲停滯在脇肋下結聚成癖時時作痛其狀脇下氣急而痛

鬲痰　謂痰水結於胸膈之上又犯大寒使陽氣不行令痰水結聚不散而陰氣逆上上與風痰相結上衝於頭即令頭痛或數歲不已久之腦痛故云鬲痰頭痛若手足寒至節即死

痰飲方

苓桂甘术湯（金匱）心下有痰飲胸脇支滿目眩此方主之

短氣有微飲當從小便去之此主之腎氣丸亦主之

茯苓四兩　桂枝　白朮各三兩　甘草一兩

右四味以水六升煮取三升分溫三服小便則利

甘遂半夏湯金匱　病者脉伏其人欲自利利反快雖痢心下續堅滿此爲留飲欲去故也此湯主之

甘遂大者三枚　半夏十二枚　芍藥五枚　甘草如指大一枚炙一本無

右四味以水二升煮取半升去滓以蜜半升和藥汁煎取八合頓服之甘遂甘草同用下飲尤速

十棗湯金匱　脉沉而弦者懸飲內痛此方主之　欬家其

脉弦爲有水，此主之。又支飲家欬煩胷中痛者，不卒死，至一百日或一歲，亦宜此湯。

芫花熬 甘遂 太戟各等分

右三味，擣篩，以水一升五合，先煮肥大棗十枚，取八合，去滓，内藥末，强人服一錢七，羸人服半錢，平旦温服之。不下者，明日更加半錢，得快之後，糜粥自養。此以散作湯法

小青龍湯金匱 治心下有水氣，乾嘔發熱，或咳，或痢，少腹滿而喘。

麻黄去節 芍藥各三兩 五味子半升 乾薑 甘草炙

細辛 桂枝去皮各三兩 半夏半升湯洗

右八味以水一斗先煮麻黄減二升去上沫內諸藥煮取三升去滓溫服一升若微痢者去麻黄加芫花如雞子大熬令赤色渴者去半夏加栝蔞根三兩噎者去麻黄加附子一枚炮小便不利少腹滿去麻黄加茯苓四兩喘者去麻黄加杏仁半升去皮尖

木防己湯金匱 膈間支飲其人喘滿心下痞堅面色黧黑其脉沉緊得之數十日醫吐下之不愈此湯主之虛者即愈實者三日復發復與不愈者宜此湯去石膏加茯

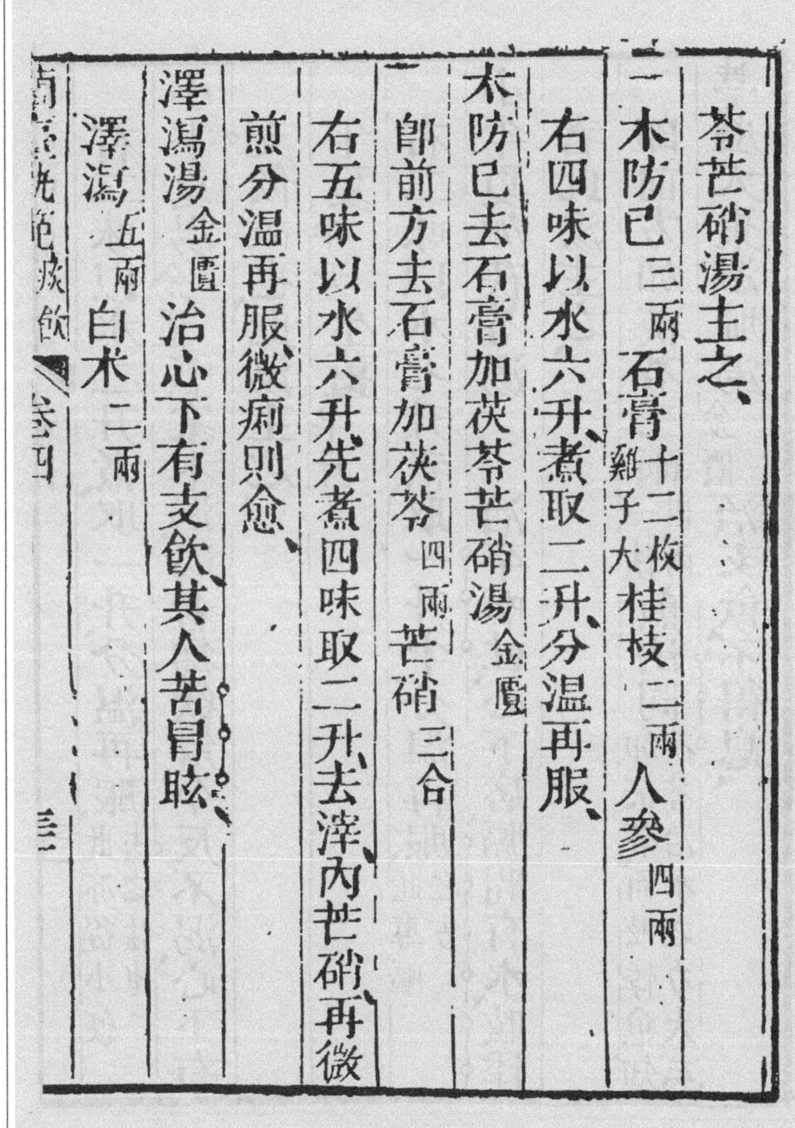

苓芒硝湯主之、

木防已三兩 石膏十二枚雞子大 桂枝二兩 人參四兩

右四味以水六升、煮取二升、分溫再服、

木防已去石膏加茯苓芒硝湯金匱

即前方去石膏加茯苓四兩 芒硝三合

右五味以水六升、先煮四味取二升、去滓內芒硝再微煎分溫再服微痢則愈、

澤瀉湯金匱 治心下有支飲、其人苦冒眩、

澤瀉五兩 白术二兩

右二味以水二升煮取一升分温再服此亦從小便去之法也

小半夏湯金匱 嘔家本渴渴者爲欲解今反不渴心下有支飲故也此湯主之

半夏半升 生薑半斤

右二味以水七升煮取一升半分温再服此專嘔之方

小半夏加茯苓湯 治卒嘔吐心下痞膈間有水眩悸者此湯主之

即前方加茯苓三兩一法四兩煎法同加茯苓而眩悸愈知茯苓治水之力大矣

葶藶大棗瀉肺湯金匱 治支飲不得息

葶藶熬令黃色搗丸如彈子大　大棗十二枚

右先以水三升煮棗取二升去棗內葶藶煮取一升頓服。不得息肺病也所以專治肺

桂苓五味甘草湯金匱　欬逆倚息不得臥服小青龍已多唾口燥寸脉沉尺脉微手足厥逆氣從小腹上冲胸咽手足痺其面翕熱如醉狀因復下流陰股小便難時復冒者與此湯治其氣衝

茯苓四兩　桂枝四兩去皮　甘草三兩炙　五味子半升

右四味以水八升煮取三升去滓分溫三服此方五味子不與乾

薑同服因服小青龍之後發洩已甚而氣冲故專於歛肺也

苓甘五味薑辛湯金匱衝氣即低而反更咳胸滿者用桂苓五味甘草湯去桂加薑辛以治其咳滿

茯苓四兩　甘草　乾薑　細辛各三兩　五味半升

右五味以水八升煮取三升去滓温服半升日三

苓甘五味薑辛半夏湯金匱欬滿即止而更復渴衝氣復發者以細辛乾薑爲熱藥也服之當遂渴而渴反止者爲支飲也支飲者法當冒冒者必嘔嘔者復內半夏以去其水

茯苓四兩 甘草 細辛 乾薑各二兩 五味 半夏各半升

右六味以水八升煮取三升去滓溫服半升日三

苓甘五味加薑辛半夏杏仁湯金匱 水去嘔止其人形腫者加杏仁主之其証應內麻黃以其人遂痹故不內之若逆而內之者必厥所以然者以其人血虛麻黃發其陽故也

即前方加杏仁半升去皮尖 煎服法同

苓甘五味加薑辛半夏杏仁大黃湯金匱 若面熱如醉此

爲胃熱上衝熏其面加大黄以痢之

即前方再加大黄三兩 煎服法同以上五方因症加減精義當細參

厚朴大黄湯金匱 支飲胸滿者主之

厚朴一尺 大黄六兩 枳實四枚

右三味以水五升煮取二升分溫再服專治胸滿

痰飲頭痛往來寒熱方千金翼

常山一兩 雲母粉二兩

右二味搗篩爲散熱湯服方寸匕吐之止吐不盡更服

赤石脂散千金翼 痰飲吐水無時其源爲冷飲過度脾胃氣

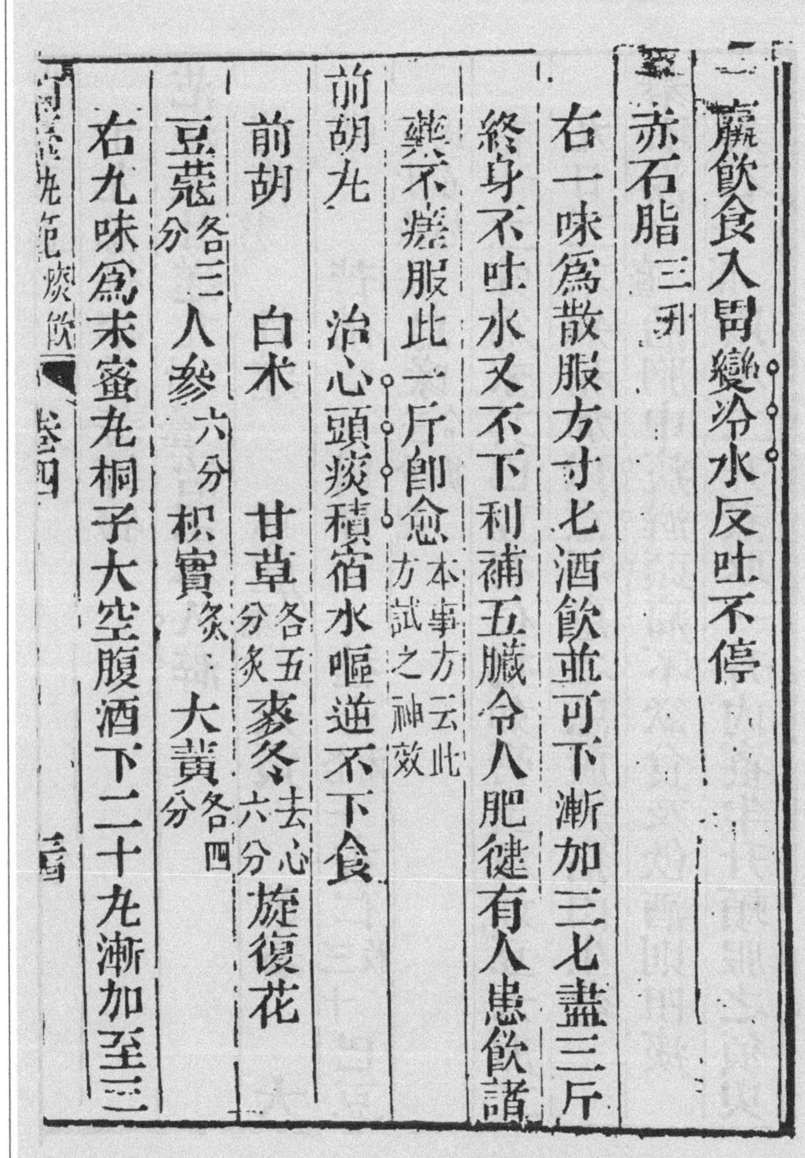

一療飲食入胃變冷水反吐不停

赤石脂三斤

右一味爲散服方寸匕酒飲並可下漸加三匕盡三斤終身不吐水又不下利補五臟令人肥健有人患飲諸藥不瘥服此一斤即愈本事方云此方試之神效

前胡丸　治心頭痰積宿水嘔逆不下食

前胡　白术　甘草各五分炙　麥冬六分去心　旋復花

豆蔻各三分　人參六分　枳實炙　大黃各四分

右九味爲末蜜丸桐子大空腹酒下二十丸漸加至三

十丸忌桃李魚蒜等物

范汪大甘遂丸外臺 治留水久澼

芫花熬 甘遂 葶藶熬 大黃 苦參 大戟 芒硝 貝母 桂心各一兩 杏仁三十枚 巴豆三十枚去皮心熬 烏喙三分炮令折

右十二味爲末其巴豆杏仁搗如膏蜜丸如豆大服二三丸日三不知稍加以意將息之忌蘆筍猪肉生葱

礬石湯外臺 治胸中痰澼頭痛不欲食及飲酒則阻痰

礬石一兩 以水二升煮取一升内蜜半升頓服之須臾

求吐飲少熱湯

金珠化痰丸 局方 治胸膈煩悶涕唾稠黏痰實咳嗽咽溢不利

辰砂二兩 研飛 生白龍腦半兩 細研 皂莢子 炒黃色 白礬 光明者於鐵石器內熬汁盡冷研 鉛白花 細研 天竺黃 研各一兩 金箔 二十片爲衣 半夏 湯洗七次用生薑一兩去皮同搗細作餅炙微黃色四兩

右以半夏皂莢子爲末與諸藥研勻生薑汁煮麪糊丸如桐子大每服十丸至十五丸生薑湯下食後臨卧服

此方製半夏之法頗妙治上膈之痰最宜

葛花解酲湯 東垣 治酒傷而成飲癖

蓮花青皮三分去穰 木香五分 橘皮去白 白茯苓 人參 豬苓各一錢五分 神麯炒 澤瀉 乾薑 白朮各二錢 白豆蔻仁 葛花 砂仁各五錢

右爲細末和勻每服三錢白湯調下但得微汗酒病去矣不可恃此過飲頻服取汗以損天年

大青龍湯 金匱見傷寒 防己椒目葶藶大黃丸 金匱見水腫 五苓散 金匱 二陳湯 和劑 腎氣丸 青州白丸 六君子湯 二賢散 以上六方俱見通治 小青龍加石膏湯 見咳嗽

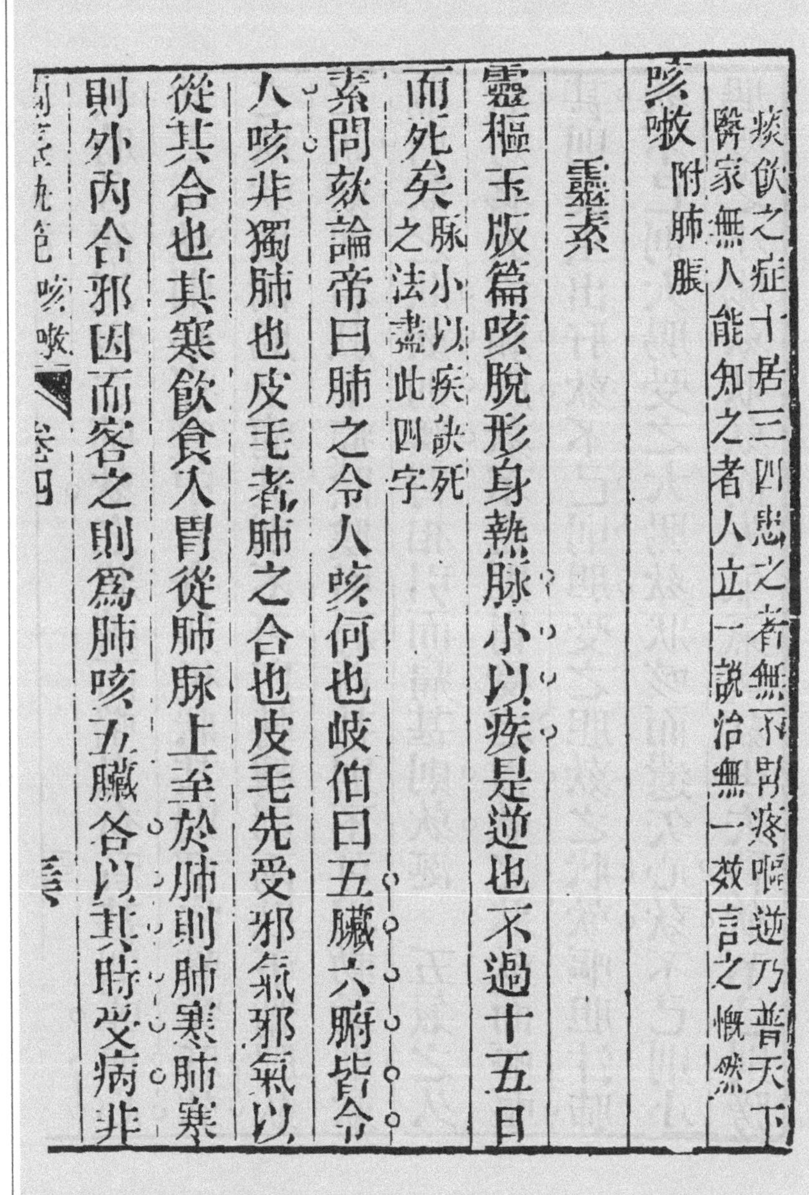

痰飲之症十居三四患之者無不咳嗽喘逆乃普天下醫家無人能知之者人立一說治無一效言之慨然

咳嗽 附肺脹

靈素

靈樞玉版篇咳脫形身熱脈小以疾是逆也不過十五日而死矣 脈小以疾訣死之法盡此四字

素問欬論帝曰肺之令人咳何也岐伯曰五臟六腑皆令人咳非獨肺也皮毛者肺之合也皮毛先受邪氣邪氣以從其合也其寒飲食入胃從肺脈上至於肺則肺寒肺寒則外內合邪因而客之則爲肺咳五臟各以其時受病非

其時各傳以與之肺欬之狀欬而喘息有音甚則唾血心欬之狀欬則心痛喉中介介如梗狀甚則咽痛喉痺肝欬之狀欬則兩脇下痛甚則不可以轉轉則兩胠下滿脾欬之狀欬則右胠下痛陰陰引肩背甚則不可以動動則欬劇腎欬之狀欬則腰背相引而痛甚則欬涎　五氣之久欬乃移於六腑脾欬不已則胃受之胃欬之狀欬而嘔嘔甚則長蟲出肝欬不已則胆受之胆欬之狀欬嘔胆汁肺欬不已則大腸受之大腸欬狀欬而遺矢心欬不已則小腸受之小腸欬狀欬而失氣氣與欬俱失腎欬不已則膀

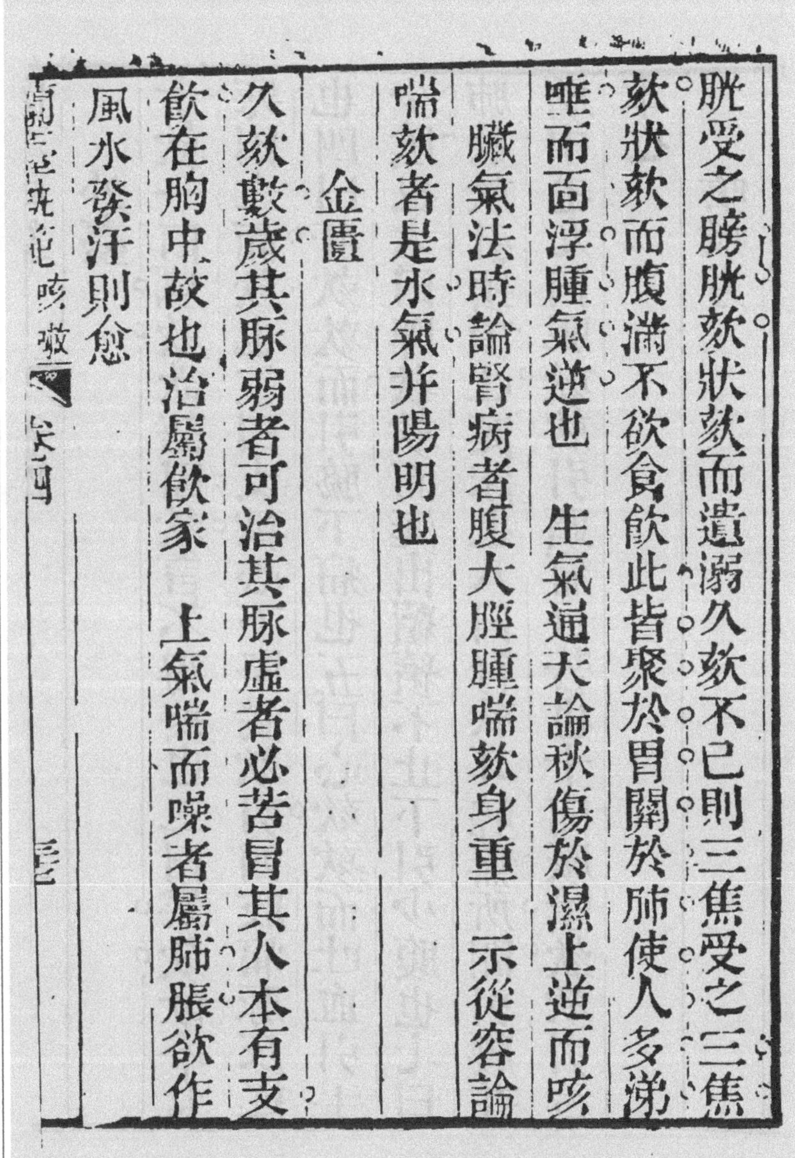

胱受之膀胱欬狀欬而遺溺久欬不已則三焦受之三焦欬狀欬而腹滿不欲食飲此皆聚於胃關於肺使人多涕唾而面浮腫氣逆也　生氣通天論秋傷於濕上逆而咳

臟氣法時論腎病者腹大脛腫喘欬身重　示從容論喘欬者是水氣并陽明也

金匱

久欬數歲其脉弱者可治其脉虛者必苦冒其人本有支飲在胸中故也治屬飲家　上氣喘而噪者屬肺脹欲作風水發汗則愈

外臺

十欬一曰風欬欲語因欬言不得終也二曰寒欬飲冷食寒因之而欬也三曰支飲心下堅滿欬引四肢痛脉反遲也四曰肝欬欬而引脇下痛也五曰心欬欬而吐血引手少陰也六曰脾欬欬而涎出續續不止下引少腹也七曰肺欬欬引頸項吐涎沫也八曰腎欬耳聾無所聞引腰并臍中也九曰胆欬欬引頭痛口苦也十曰厥陰欬欬引舌本也

咳嗽方

射干麻黃湯金匱 咳而上氣喉中作水雞聲此湯主之

射干十三枚一法三兩 麻黃 生薑各四兩 紫菀 款冬花各三兩 五味子半升 細辛三兩 半夏八枚一法半升 大棗七枚

右九味以水一斗二升先煮麻黃兩沸去上沫內諸藥煮取三升分溫三服

皂莢丸金匱 欬逆上氣時時唾濁但坐不得眠此方主之

皂莢八兩刮去皮酥炙

右一味末之蜜丸梧子大以棗膏和湯服三丸日三夜一服稠痰粘肺不能清滌非此不可

厚朴麻黃湯金匱欬而脉浮者此主之

厚朴五兩 麻黃四兩 石膏如雞子大 杏仁 半夏各半升 乾薑 細辛各二兩 小麥一升 五味子半升

右九味以水一斗二升先煮小麥熟去滓内諸藥煮取三升温服一升日三服脉浮屬邪在表

澤漆湯金匱欬而脉沉者此主之

半夏半升 紫參五兩一作紫菀 澤漆三斤以東流水五斗煮取一斗五升 生薑 白前各五兩 甘草 黄芩 人參 桂枝各三兩

右九味㕮咀内澤漆汁中煮取五升温服五合至夜盡

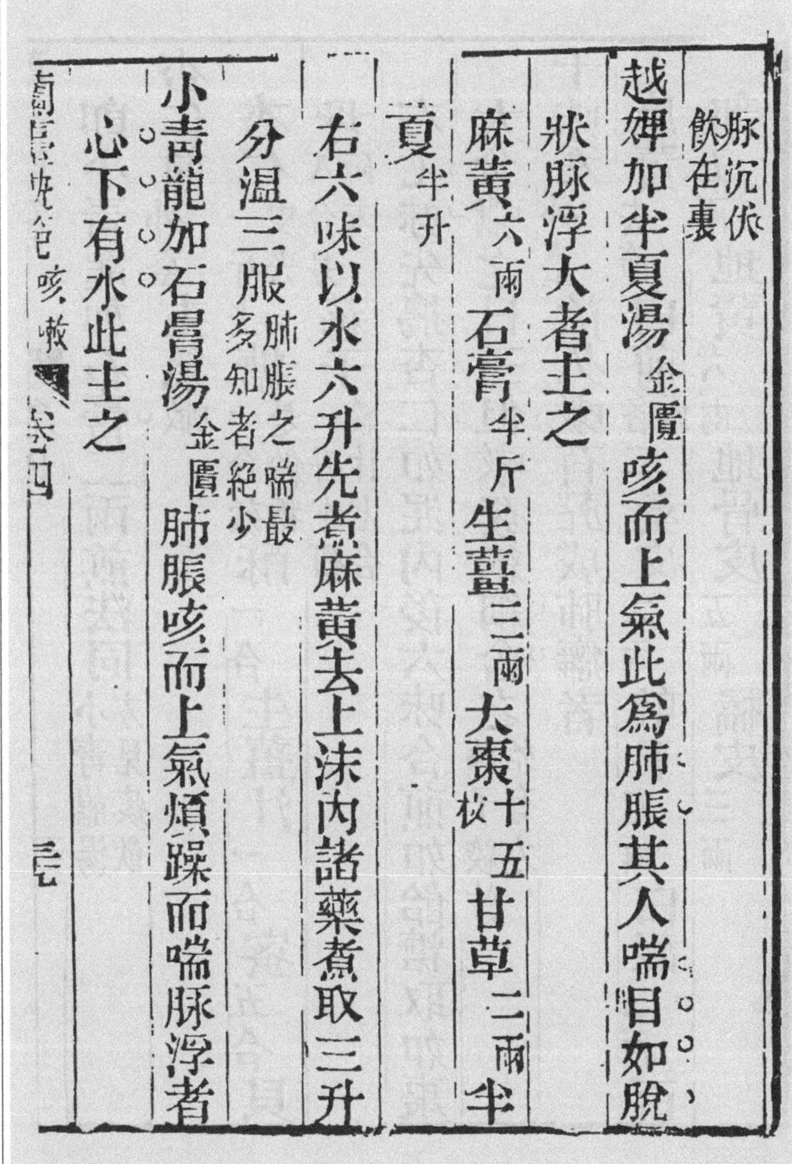

脉沉伏飲在裏

越婢加半夏湯金匱　欬而上氣此爲肺脹其人喘目如脱狀脉浮大者主之

麻黄六兩　石膏半斤　生薑三兩　大棗十五枚　甘草二兩　半夏半升

右六味以水六升先煮麻黄去上沫内諸藥煮取三升分温三服肺脹之喘最多知者絶少

小青龍加石膏湯金匱　肺脹欬而上氣煩躁而喘脉浮者心下有水此主之

即小青龍加石膏二兩煎法同小青龍湯方見痰飲

杏仁煎外臺 主氣嗽

杏仁一斤去皮尖 糖一合凝是飴糖 酥一合 生薑汁一合 蜜五合 貝母八合另研末 蘇子一升水研絞汁七合

右七味先擣杏仁如泥內後六味合煎如飴糖取如棗大含嚥之日三但嗽發細細含之蘇子絞汁始有力

十味丸外臺 治久嗽有聲成肺癰者

麻黃去節 白前各二兩 桑皮六兩 射干四兩 白薇三兩 百部五兩 地黃六兩 地骨皮五兩 橘皮三兩

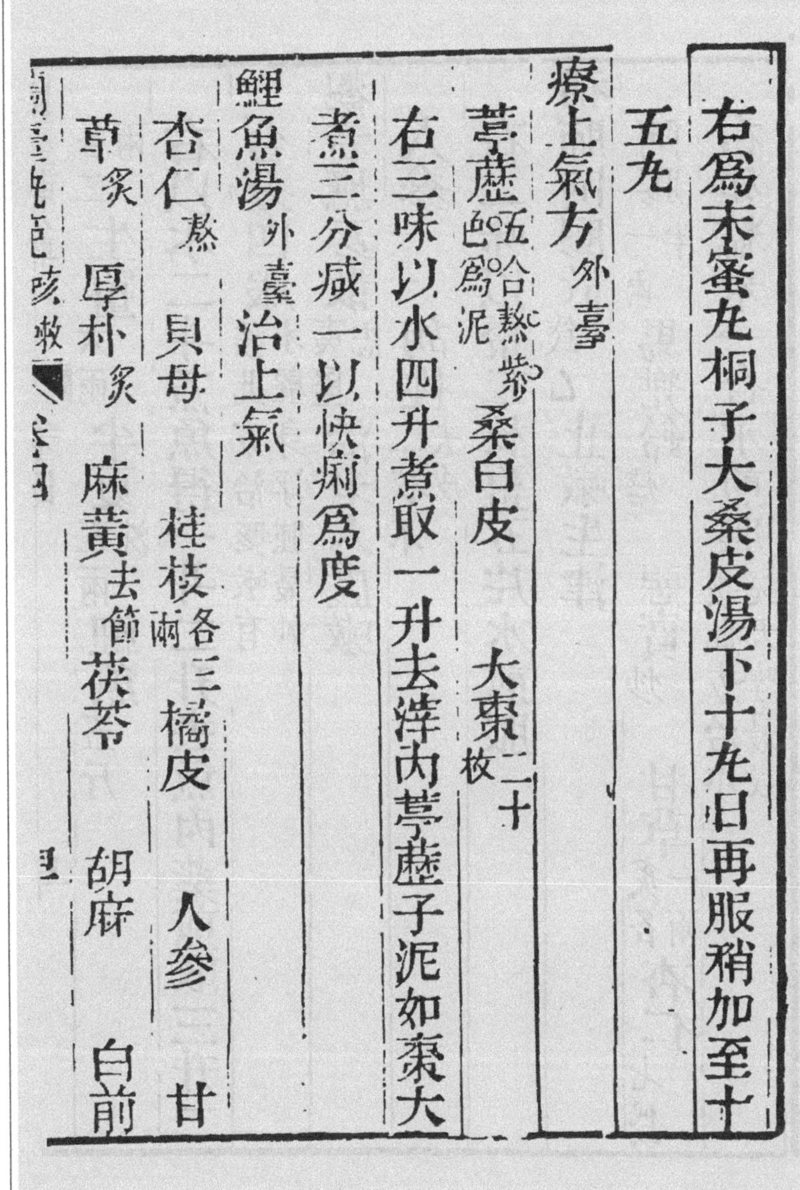

右爲末蜜丸桐子大桑皮湯下十丸日再服稍加至十五丸

療上氣方 外臺

葶藶五合熬紫色爲泥 桑白皮 大棗二十枚

右三味以水四升煮取一升去滓内葶藶子泥如棗大煮三分減一以快痢爲度

鯉魚湯 外臺 治上氣

杏仁熬 貝母 桂枝各三兩 橘皮 人參 甘草炙 厚朴炙 麻黃去節 茯苓 胡麻 白前

各二兩　生薑六兩　半夏五兩洗　鯉魚五斤

右以水二斗煮魚得一斗二升去魚內藥煎取三升二合分四服　按此方治咳嗽有水聲身浮腫最妙

觀音應夢散　夷堅志　治老人虛嗽

人參一寸　胡桃二枚不去皮

右二味以棗二枚薑五片水煎服

補肺阿膠散　錢乙　止嗽生津

阿膠一兩半　馬兜鈴焙　鼠黏子炒　甘草炙各一兩　杏仁七錢

右加糯米一合水煎服　按此方治小兒天哮最效

清音丸 統旨 治咳嗽失音

桔梗 訶子各二兩 甘草五分 硼砂三錢 青黛三錢 氷片三分

右爲末蜜丸龍眼大噙化一丸

葶藶丸 治肺氣咳嗽面目浮腫喘促不安小便赤色

甜葶藶隔紙炒 貝母煨黃色 木通各一兩 杏仁 防已各二兩

右爲末棗肉爲丸桐子大桑白皮煎湯下五十丸

蘓子丸 治上氣咳嗽

蘓子 生薑汁 生地汁 白蜜 杏仁各一

升

右搗蘇子以地黃汁薑汁澆之以絹絞取汁更搗以汁澆之絞令味盡去滓熬令杏仁微黃黑如脂又以汁澆之絹絞往來六七度令味盡去滓內蜜合和置瓦器中於湯上煎之令如飴每服方寸匕日三夜一此治久嗽

蘇子降氣湯局方　治虛陽上攻氣不升降上盛下虛痰涎壅盛胸膈噎塞并久年肺氣至效

蘇子　半夏各二錢半　前胡　甘草炙　厚朴　陳皮各八分　當歸二錢　沉香七分　薑三片

右水煎不拘時服若虛冷人加肉桂五分黃芪一錢

治久嗽上氣心胸煩熱吐膿血方

蘓子 鹿角膠炒 杏仁炒各三兩 薑汁一合 白蜜一盞

生地汁一合

右將前三味搗令熟入薑汁地黃汁蜜相和慢火熬成膏磁器中蜜封之每服半匙許温粥飲調下日三四服

此治寒嗽諸病之中惟咳嗽之病因各殊而最難愈治之稍誤即貽害無窮余以此症考求四十餘年而後稍能措手故所載之方至詳至悉學者當於此潛心參究勿輕視也

麥冬湯金匱哮喘見 小青龍湯 葶藶大棗瀉肺湯 桂

苓五味甘草湯　桂苓五味去桂加薑辛湯　又去桂加薑辛半夏湯　又去桂加薑辛半夏杏仁湯　又去桂加薑辛半夏杏仁大黃湯以上七方皆金匱治痰飲之方俱載痰飲門　麻黃附子細辛湯仲景方見傷寒　烏梅丸金匱見蛔門　金珠化痰丸見痰飲　人參蛤蚧散寶鑑見虛勞

疝

靈素

靈經脉篇肝所生病為狐疝　足厥陰病丈夫𤺋疝婦人少腹腫

素骨空論任脉爲病男子内結七疝督脉爲病從少腹上衝心而痛不得前後爲衝疝　陰陽别論三陽爲病發熱寒其傳爲㿗疝　脉要精微論診得心脉而急病名心疝少腹當有形也

病源

七疝　七疝者厥疝癥疝寒疝氣疝盤疝胕疝狼疝此名七疝也厥逆心痛足寒諸飲食吐不下名曰厥疝也腹中氣乍滿心下盡痛氣積如臂名曰癥疝也寒飲食卽脇下腹中盡痛名曰寒疝也腹中乍滿乍減而痛名曰氣疝也

腹中痛在臍旁名曰盤疝也腹中臍下有積聚名曰胕疝也小腹與陰相引而痛大便難名曰狼疝也凡七疝皆由血氣虛弱飲食寒濕不調理之所生

飢疝　陰氣在內寒氣客於足陽明手少陽之絡令食竟必飢心為之痛名曰飢疝

外臺

痛達脊膂名尸疝　心下堅痛不可手迫名石疝　臍下結痛女子月事不時名血疝　少腹脹滿引膀胱急痛名豚疝　寒氣積於內上衝心如刀錐所刺四肢逆冷或唇

口變青名心疝　癲疝堅大如斗諸疝惟癲疝最大而堅冲起犯心即能殺人非硫黃不治

疝方

烏頭桂枝湯金匱治寒疝腹中痛逆冷手足不仁若身疼痛灸刺諸藥不能治者

烏頭大者五枚熬去皮不必㕮咀以水二升煎減半去滓以桂枝湯五合解之又一煎法令得一升後初服二合不知即服三合又不知復加至五合其知者如醉狀得吐者爲中病

蜘蛛散金匱陰狐疝氣者偏有小大時時上下此方主之

蜘蛛十四枚熬焦 桂枝半兩

右爲散取八分一匕飲和服日再服蜜圓亦可 俗名偏墜

大烏頭煎方 金匱 腹滿脉弦而緊弦則衛氣不行即惡寒緊則不欲食邪正相搏即爲寒疝遶臍痛苦發則白津出手足厥冷其脉沉緊者此主之

烏頭大者五枚熬去皮不必咀 水三升煮取一升去渣內蜜二升煎令水氣盡 又一煎法 取二升強人服七合弱人服五合不知明日更服不可一日再服 沉寒入裏非大熱之藥不治

洗陰腫核痛 千金翼 治丈夫陰腫大如斗核中痛者

雄黃一兩末 礬石二兩研 甘草一尺生

右以水一斗煑二升洗之神良

麝香大戟丸局方 治陰㿗腫脹或小腸氣痛

葫蘆巴四兩 麝香一錢 大戟半兩炒黃 茴香 川楝子各二兩以好酒二升葱白七根長三四寸同煮軟去核取肉和丸 木香 訶子酒浸蒸 附子泡 檳榔各一兩不見火

右九味爲丸如桐子大或酒或薑湯下五十丸此方逼治疝氣他如荔枝核青鹽茴牛等俱可加入不必因一二味之殊另名一方

濟生橘核丸 治四種㿗病卵核腫脹偏有大小或堅

硬如石痛引臍腹甚則膚囊腫脹成瘡時出黃水或癰腫潰爛

橘核炒 海藻 昆布 海帶各泡 川練肉炒 桃仁麸炒各一兩 製厚朴 木通 枳實麸炒 延胡索炒 桂心 木香各一兩

右爲細末酒丸桐子大每服七十丸酒鹽湯下此藥堅之藥

川練子丸 治疝氣及一切下部之疾腫痛縮小雖多年服此藥永去病根

川練子淨肉一斤分四處四兩用麵一合斑猫四十九個同麸炒黃色去麸斑猫不用四兩用麵一合

巴豆四十九粒同麩炒黃色去麩巴豆不用四兩用麩一合巴戟一兩同麩炒黃色去麩巴戟不用四兩用鹽一兩茴香一合同炒黃色去鹽及茴香不用　木香一兩不見火　破故紙一兩炒香爲度

右爲末酒糊丸如桐子大每五十丸鹽湯下甚者日進三兩服空心食前

硇砂圓方本事有人貨疝氣藥日數千文有一國醫多金得之用之良驗

木香　沉香　巴豆肉各一兩　青皮二兩　銅青半兩研

硇砂一分研

右上二香青皮三味細剉同巴豆慢火炒令紫色爲度

去巴豆為末入青砂二味研勻蒸餅和丸如桐子大每服七丸至九丸鹽湯吞下二三服空心食前服按此方法既有理而用銅青更奇此等所謂海上方也

蟬脫散　治脖囊腫小兒坐地為蚓或蟻吹著

蟬脫半兩　水一碗煎湯洗再溫再洗仍與五苓散加燈心煎服或用石灰湯洗

當歸生薑羊肉湯見疝治　攙氣阿魏丸見嘔吐

醫宗軌範卷四終

卷五湯方目

舌血不止　紫霜丸　療齒齗血出　療酒醉

牙齒漏血　雄黃麝香散　治牙縫出血　黃

連散　療滿口齒血出　治牙宣方　療鼻澀

血三升氣欲絶方　茅花湯　地黃散　療淋

血方　療小便出血方　瞿麥散　神效方

髮灰散　玉屑散　鹿角膠丸　黃土湯

赤小豆當歸散　牛角鰓灰散　猪臟丸

又猪臟丸 以上諸血 茱萸湯　生薑瀉心湯　半夏瀉

心湯　黃芩加半夏生薑湯　猪苓散　大半

夏湯　大黄甘草湯　茯苓澤瀉湯　文蛤湯

生薑半夏湯　半夏乾薑散　葛根加半夏

湯　橘皮湯　橘皮竹茹湯　黄連湯　昆

布　關膈不通方　千金理諸噎方　又方

中風客熱噦方　嘔噦方　消穀丸　卒

渡　廣濟檳榔散　崔氏方　深師治噎方

反胃方　丁香柹蔕湯　治冷呃方　擠氣

阿魏丸以上噎膈嘔吐　温脾湯　訶梨勒丸　香茸丸

固腸丸　附子理中丸以上泄瀉

蘭臺軌範卷五

吳江徐靈胎洄溪著　　門人姜桂蕚芳校

喘

素問

經脉別論夜行則喘出於腎淫氣病肺有所墮恐喘出於肝淫氣害脾有所驚恐喘出於肺淫氣傷心度水跌仆喘出於腎與骨當是之時勇者氣行則已怯者則着而爲病也。陽明脉解篇陽明厥則喘而惋惋則惡人帝曰或喘而死或喘而生者何也岐伯曰厥逆連藏則死連經則生脉要精微論肝脉搏堅而長因血在脇下令人喘逆　逆調論腎者水臟主津液主卧與喘也此句又爲喘之總訣　生氣通天論因於暑汗煩則喘喝靜則多言　陰陽別論陰爭於内陽擾於外魄汗未藏四逆而起起則熏肺使人喘鳴　水熱穴論水病者下爲胕腫大腹上爲喘呼不得卧者標本俱病故肺爲喘呼腎爲水腫肺爲逆不得卧

金匱

上氣面浮腫肩息其脉浮大不治又加痢尤甚

喘方

麥冬湯金匱 火逆上氣，咽喉不利，止逆下氣，此主之。

麥冬七升 半夏一升 人參 甘草各二兩 粳米三合 大棗十二枚

右六味，以水一斗二升，煮取六升，温服一升，日三夜一服。此即竹葉石膏湯去竹葉石膏加大棗也。專清肺胃之火，若火逆甚，仍用竹葉石膏爲妙。

桂枝加厚朴杏子湯傷寒論 喘家主之。

於桂枝湯方内加厚朴二兩 杏仁五十個，去皮尖 餘依前法。

麻黄杏仁甘草石膏湯傷寒論 發汗後，不可更行桂枝湯。汗出而喘，無大熱者，此湯主之。

麻黃四兩去節　杏仁五十個去皮尖　甘草二兩炙　石膏半斤碎綿裹

右四味，以水七升，先煮麻黃減二升，去上沫，內諸藥，煮取二升，去滓，溫服一升。即越婢湯加杏仁，去薑棗。

定喘湯方　振生　治肺寒膈熱哮喘

麻黃　款冬花　半夏　桑皮各三錢　蘇子二錢

杏仁一錢五分去皮尖　白果二十一枚碎炒　黃芩　甘草各一錢

右以水煎，徐徐服。

[illegible]肺丸　治喘

款冬花　知母　秦艽　百部去心　紫菀

貝母 阿膠 糯米炒各一兩 杏仁另研四兩

右爲末將羊肺一具先以水灌洗看容得水多少即與添些煮杏仁令沸濾過灌入肺中繫定以糯米泔煮熟研爛成膏搜和前藥末杵數千下丸梧子大每服五十丸食前桑白皮煎湯下

清燥救肺湯 治膹鬱喘嘔

桑葉三錢經霜者 石膏二錢牛炒 甘草一錢 胡麻仁一錢炒研 阿膠八分 人參七分 麥冬一錢二分 杏仁七分去皮尖炒黃 枇杷葉一片去毛蜜炙

右九味以水一碗煎六分頻頻二三次滾熱服

小青龍加石膏湯　越婢加半夏湯俱見咳嗽

按此二方爲喘病之主方其餘衆方意不能外此即有他法必有别因當隨症增減也

麻黄湯見傷寒　資生腎氣丸　瀉白散錢乙　黑錫丸俱見通治

按黑錫丸鎮納元氣爲治喘必備之藥當蓄在平時非一時所能驟合也

臟脹水腫

靈素

靈脹論黄帝問曰願聞脹之舍岐伯曰夫脹者皆在於臟腑之外四字總括明透排臟腑而郭胸脇脹皮膚故命曰脹帝曰未解其意岐伯曰夫胸腹臟腑之郭也膻中者心主之宫

城也胃者太倉也咽喉小腸者傳送也胃之五竅者閭里門戶也廉泉玉英者津液之道也故五臟六腑者各有畔界其病各有形狀營氣循脈衛氣逆為脈脹衛氣並脈循分為膚脹

水脹篇黃帝問於岐伯曰水與膚脹鼓脹腸覃石瘕石水何以別之岐伯答曰水始起也目窠上微腫如新臥起之狀其頸脈動時欬陰股間寒足脛腫腹乃大其水已成矣以手按其腹隨手而起如裹水之狀此其候也黃帝曰膚脹何以候之岐伯曰膚脹者寒氣客於皮膚之間鼜鼜然不堅腹大身盡腫皮厚按其腹窅而不起腹

色不變此其候也臌脹何如岐伯曰腹脹身皆大大與膚脹等也色蒼黄腹筋起此其候也腸覃何如岐伯曰寒氣客於腸外與衛氣相搏氣不得榮因有所繫癖而内着惡氣乃起瘜肉内生其始生也大如雞卵稍以益大至其成如懷子之狀久者離歲按之則堅推之則移月事以時下此其候也石瘕何如岐伯曰石瘕生於胞中寒氣客於子門子門閉塞氣不得通惡血當瀉不瀉衃則留止日以益大狀如懷子月事不以時下皆生於女子可導而下　陰陽别論云陰陽結邪多陰少陽曰石水少腹腫　邪氣臟

臍病形篇腎脉微大爲石水起臍巳下至小腹腄腄然上至胃脘死不治水爲有形之物故按之即起膚脹爲無形之氣故按之不起腸覃乃腸外惡氣所結故月事仍下石瘕乃胞中惡血所凝故月事不行各有定處也至石水則在少腹之中水結不散之症若臌脹則非氣非水臟腑皮肉俱堅腫邪盛正衰難爲治矣

素問腹中論黃帝問曰有病心腹滿旦食則不暮食此爲何病岐伯對曰名爲臌脹帝曰治之奈何岐伯曰治之以雞矢醴一劑知二劑巳

水熱穴論黃帝問曰少陰何以主腎腎何以主水岐伯對曰腎者至陰也至陰者盛水也肺者太陰也少陰者冬脉也故其本在腎其末在肺皆聚水

也　腎者胃之關也關門不利故聚水而從其類也故其水病下爲胕腫大腹上爲喘呼不得卧者標本俱病　氣厥論脈移寒於腎爲涌水涌水者按腹不堅水氣客於大腸疾行則鳴濯濯如囊裹漿水之病也　陰陽應象大論濁氣在上則生䐜脹

金匱

師曰病有風水有皮水有正水有石水有黄汗風水其脉自浮外證骨節疼痛惡風皮水其脉亦浮外證胕腫按之没指不惡風其腹如鼓不渴當發其汗正水其脉沉遲外

證自喘石水其脉自沉外證腹滿不喘黄汗其脉沉遲身發熱胸滿四肢頭面腫久不愈必致癰膿　脉浮而洪浮則爲風洪則爲氣風氣相搏風强爲隱疹身體爲痒痒爲泄風久爲痂癩氣强則爲水難以俛仰風氣相繫身體洪腫汗出乃愈惡風則虚此爲風水不惡風者小便通利上焦有寒其口多涎此爲黄汗　寸口脉沉滑者中有水氣面目腫大有熱名曰風水視人之目裹上微擁如蠶新卧起狀其頸脉動時時咳按其手足上陷而不起者風水太陽病脉浮而緊法當骨節疼痛反不疼身體反重而酸

其人不渴汗出即愈此爲風水惡寒者此爲極虛發汗得之渴而不惡寒者此爲皮水身腫而冷狀如周痺胸中窒不能食反聚痛暮躁不得眠此爲黃汗痛在骨節欬而喘不渴者此爲肺脹其狀如腫發汗即愈然諸病此者渴而下利小便數者皆不可發汗　裏水者一身面目黃腫其脉沉小便不利故令病水假如小便自利此亡津液故令渴也越婢加白朮湯主之　少陰脉緊而沉緊則爲痛沉則爲水小便即難脉得諸沉當責有水身體腫重水病脉出者死　夫水病人目下有臥蠶面目鮮澤脉伏其人消

渴病水腹大小便不利其脉沉絶者有水可下之　問曰病下痢後渴飲水小便不利腹滿因腫者何也答曰此法當病水若小便自利及汗出者自當愈　心水者其身重而少氣不得卧煩而躁其人陰腫　肝水者其腹大不能自轉側脇下腹痛時時津液微生小便續通　肺水者其身腫小便難時時鴨溏　脾水者其腹大四肢苦重津液不生但苦少氣小便難　腎水者其腹大臍腫腰痛不得溺陰下濕如牛鼻上汗其足逆冷面反瘦師曰諸有水者腰以下腫當利小便腰以上腫當發汗乃愈　師曰寸口

脉沉而遲沉則為水遲則為寒寒水相搏趺陽脉伏水穀不化脾氣衰則鶩溏胃氣衰則身腫少陽脉卑少陰脉細男子則小便不利婦人則經水不通經為血血不利則為水名血分　師曰寸口脉遲而濇遲則為寒濇為血不足趺陽脉微而遲微則為氣遲則為寒寒氣不足則手足逆冷手足逆冷則榮衛不利榮衛不利則腹滿腸鳴相逐氣轉膀胱榮衛俱勞陽氣不通即身冷陰氣不通即骨疼陽前通則惡寒陰前通則痺不仁陰陽相得其氣乃行大氣一轉其氣乃散實則失氣虛則遺溺名曰氣分氣分非水病但此病

無所附因血分而類及之也然金匱云氣分心下堅大如盤水飲所作則氣分似爲水在氣中之病

病源

水分候　水分者言腎氣虛弱不能制水令水氣分散流布四肢故云水分但四肢皮膚虛腫聶聶而動者名水分也

燥水候　燥水謂水氣溢於皮膚因令腫滿以指畫肉上則隱隱成文字者名曰燥水也

水腫之病千頭萬緒雖在形體而實內連臟腑不但難愈卽愈最易復病復卽更難再愈所以內經針水病之穴多至百外而調養亦須百日反不若臟脹之症一愈可以不發治此症者非醫者能審定病症神而明之病

者能隨時省察潛心調攝鮮有獲全者

臌脹水腫方 此卷載水腫之方最備但病情不同各有所宜當細辨之

雞矢醴方 素問 治心腹滿旦食不暮食

羯雞矢 八合研炒焦 無灰酒 三碗

右共煎乾至一半許用布濾取汁五更熱飲則腹鳴辰巳時行二三次皆黑水也次日覺足面漸有縐紋又飲一次則漸縐至膝上而病愈矣

防己茯苓湯 金匱 皮水爲病四肢腫水氣在皮膚中四肢聶聶動者主之

防己 黃芪 桂枝各三兩 甘草二兩 茯苓六兩

右五味以水六升煮取二升分溫三服

甘草麻黃湯金匱 裏水主之

甘草二兩 麻黃四兩

右二味以水五升先煮麻黃去上沫內甘草煮取三升溫服一升重覆汗出不汗再服慎風寒

麻黃附子湯金匱 水之爲病其脉沉小屬少陰浮者爲風無水虛脹者爲氣水發其汗即已脉沉者宜麻黃附子湯浮者宜杏子湯金匱注云杏子湯未見恐是麻黃杏仁甘草石膏湯

麻黃三兩 甘草二兩 附子一枚泡

右三味以水七升先煮麻黃去上沫內諸藥煮取二升半溫服八分日三服發汗爲治水要訣此乃發腎水之汗也

桂枝去芍藥加麻黃細辛附子湯金匱 氣分心下堅大如盤邊如旋杯水飲所作此方主之

桂枝 生薑各三兩 甘草二兩 大棗十二枚 麻黃 細辛各二兩 附子一枚泡

右七味以水七升先煮麻黃去上沫內諸藥煮取二升分溫三服當汗出如虫行皮中卽愈

枳朮湯 金匱 心下堅大如盤邊如旋盤水飲所作此方主之

枳實 七枚 白朮 二兩

右二味以水五升煮取三升分温三服腹中耎卽散

蒲灰散 金匱 治小便不利

蒲灰 七分 滑石 三分

右二味杵爲散飲服方寸匕日三服

已椒藶黄圓 金匱 腹滿口舌乾燥此腸間有水氣此主之

防已 椒目 葶藶 熬 大黄 各一兩

右四味末之蜜丸如桐子大先食飲服一丸日三服稍增口中有津液渴者加芒硝半兩。此治腸間之水外症不必有水象也

牡蠣澤瀉散傷寒論　大病差後從腰以下有水氣者主之

牡蠣熬　澤瀉　栝蔞根　蜀漆洗去腥　葶藶熬

商陸根熬。　海藻洗去鹹各等分

右七味異搗下篩爲散更入臼中治之白飲和服方寸匕小便利止後服日三

大腹水腫方千金　治氣息不通命在旦夕者

牛黃二分　椒目三分　昆布　海藻　牽牛子

桂心各八分　葶藶六分

右七味爲末別搗葶藶如膏合和丸如桐子飲服十丸日二稍加小便利爲度正觀九年漢陽王患水醫所不治余處此方日夜尿一二斗五六日即瘥

麻豆湯千金翼　治遍身腫小便澁者

麻黃二升熬研　烏豆一斗以水四斗煮取汁一斗　桑根白皮切五升

右三味以豆汁內藥煮取六升一服一升日二服三日令盡豆不炙不能取效

十水丸千金翼

第一之水先從面目腫遍一身名曰青水其根在肝大戟主之

第二之水先從心腫名曰赤水其根在心葶藶主之

第三之水先從腹腫名曰黃水其根在脾甘遂主之

第四之水先從脚腫上氣而欬名曰白水其根在肺藁本主之

第五之水先從足趺腫名曰黑水其根在腎連翹主之

第六之水先從面至足腫名曰元水其根在膽芫花主之

第七之水先從四肢起腹滿大身盡腫名曰風水其根在胃澤漆主之

第八之水先四肢小腫其腹獨大名曰石水其根在膀胱桑根白皮主之

第九之水先從小腸滿名曰暴水其根在小腸巴豆主之

第十之水乍盛乍虛乍來乍去名曰氣水其根在大腸赤小豆主之

右十病藥皆等分與病狀同者則倍之白蜜和先食服

一丸熱小豆日三欲下病者服三丸弱者當以意節之十水之名病源亦詳載其狀今立此十方想當時本有此分別也姑存之

舟車神祐方 河間 治水腫水脹形氣俱實者

黑牽牛四兩 大黃二兩酒浸 甘遂一兩麪裹煨 橘紅 大戟麪裹煨 芫花醋炒 青皮炒各一兩 木香五錢 檳榔五錢 輕粉一錢

右為末水丸每服五分五更滾水下大便利三次為度若一二次不通利次日漸加至一錢若服後大便利四五次或形氣不支則減其服三分二分俱可或隔一二三日服一次以愈為度甚者忌鹽醬百日

大聖濬川丸 類方

大黃 牽牛 郁李仁各一兩 木香 芒硝各三錢

甘遂半錢

右爲末蜜丸桐子大諒人虛實服之 此下水之峻劑

木香散 類方 治单腹脹

木香 青皮 白朮 薑黃 豆蔻各半兩 阿魏 蓽澄茄各一兩

右爲末醋丸如豆大每服二十丸薑湯送下

葶藶丸 外臺 治水腫及脚并虛腫

葶藶子半兩 牽牛子半兩生熟各半 浮萍葉 海藻洗去鹽炙 昆布炙如上 桑根白皮炙 甘遂熬 椒目 郁李仁各三分 桂心一分

右為末蜜丸梧子大一服十五丸日再加至二十丸

療水病洪腫氣脹不消食方外臺

香薷內釜中以水淹之出香薷上數寸煮濃汁去滓煎令可丸梧子大服五丸日三小便多為度又一丸法

療患氣兼水身面腫垂死方外臺

桑白皮 茯苓 郁李仁各四兩 橘皮二兩 海藻三兩

赤小豆一升

右六味以水八升煮二升半分三服

五香散局方升降諸氣宣利三焦疏導壅滯發散邪熱治陰陽之氣鬱結不消諸熱蘊毒腫痛結核中脘不快心腹脹滿

木香　丁香　沉香　乳香　藿香等分

右爲粗末每服三錢水一盞半煎八分去滓食後温服

此方治氣分亦宜

五皮散局方治風濕客於脾經氣血凝滯以致面目虛浮

四肢腫滿心腹膨脹上氣促急兼治皮水姙娠胎水

五加皮　地骨皮　生薑皮　大腹皮　茯苓等分

右五味每三錢水煎熱服一方加白术磨沉香木香

治蠱脹方雜抄方

大麥粉五錢

敷藥類方　治腹滿堅硬如石陰囊腫大先用甘草嚼後用此

大戟　芫花　甘遂　海藻各等分

右爲末用醋調麪和覆貼腫處仍以輭綿裹住

沉香琥珀丸　治水腫一切急難症小便不通

琥珀　杏仁　紫蘇　赤茯苓　澤瀉各五錢

葶藶　郁李仁去皮炒　沉香各一兩半　陳皮　防已各七錢半

右爲末蜜丸如梧子大以麝香爲衣每服二十五丸加至五十丸空心人參湯送下量虛實加減之

調榮飲　治瘀血流滯血化爲水四肢浮腫皮血赤紋名血分

蓬术　川芎　當歸　元胡索　檳榔

陳皮 赤芍 桑皮炒 大腹皮 赤茯苓一

葶藶 瞿麥各一錢 大黃一錢五分 細辛 官桂

甘草炙各五分

右以薑棗水煎服 血分之病金匱有病無方此爲至當

烏鯉魚湯 類方 治水氣四肢浮腫

烏鯉魚 赤小豆 桑皮 白术 陳皮各三錢 葱白五根

右以水三碗同煮不可入鹽先吃魚後服藥不拘時

小調丹 丹溪

芫花醋炒過一宿瓦器內不住手覺炒令黑不可焦一兩半　甘遂麪裹長流水浸半月煮晒乾一兩半　大黃紙裹煨勿令焦焙乾切以酒浸炒熟焙乾一兩半　大戟長流水煮一時再用水洗晒乾五錢　黃柏三兩炒

右為末以白朮膏丸如蘿蔔子大臨臥津液吞下或白湯下取膈上濕痰熱積以意消息之欲痢空心服

一方加木香檳榔各半兩　此即十棗湯加大黃黃柏

煨腎散　治腎家水腫

甘遂三錢　豶猪腰子一個

右細批破少鹽椒淹透摻藥末上荷葉包裹煨燒熟溫

酒嚼服之

禹餘粮丸　治十種水氣脚膝腫上氣喘滿小便不利但是水氣悉皆治之許學士及丹溪皆云此治膨脹之要藥即針砂丸又名蛇含石丸

蛇含石大者三兩以新銕銚盛入炭火中燒石與銚子一般紅用鉗取蛇黄傾入醋中候冷研極細末聽用　禹餘粮三兩　真針砂五兩以水淘淨炒乾入餘粮一處用米醋二升就銚內煮醋乾爲度後用銚并藥入炭火中燒紅鉗出傾藥淨磚地上候冷研細　以三物爲主其次量入虛實入下項治水多是取轉惟此三物既非大戟甘遂芫花之比又有下項藥扶持故虛人老人亦可用

羌活　木香　茯苓　川芎　牛膝

桂心　白豆蔻　大茴香　蓬术　附子　乾薑　青皮　三稜　白蒺藜　當歸各半兩酒浸一宿

右爲末入前藥拌匀以湯浸蒸餅捩去水和藥再杵爲丸梧子大食前温酒白湯任下三十丸至五十丸最忌鹽一毫不可入口否則發疾愈甚但試服藥即於小便内旋去不動臟腑病日三服兼以温和調補氣血藥助之真神方也此方兼治有形之積塊

越婢湯金匱　越婢加术湯方見風門　五苓散見通治　甘草乾薑茯

苓白朮湯金匱即腎着湯見腰痛　十棗湯見痰飲　防己黃芪湯金匱見濕門

肺痿附肺癰

金匱

問曰熱在上焦者因欬爲肺痿肺痿之病從何得之師曰或從汗出或從嘔吐或從消渴小便利數或從便難又被快藥下痢重亡津液故得之曰寸口脉數其人欬口中反有濁唾涎沫者何師曰爲肺痿之病若口中辟辟燥欬即胸中隱隱痛脉反滑數此爲肺癰欬唾膿血脉數虛者爲

肺痿數實者爲肺癰　問曰病欬逆脉之何以知此爲肺癰當有膿血吐之則死其脉何類師曰寸口脉微而數微則爲風數則爲熱微則汗出數則惡寒風中於衛呼氣不入熱過於榮吸而不出風傷皮毛熱傷血脉風舍於肺其人則欬口乾喘滿咽燥不渴多唾濁沫時時振寒熱之所過血爲之凝滯畜結癰膿吐如米粥始萌可救膿成則死

肺癰之疾膿成亦有愈者全在用藥變化漢時治法或未全耳

上氣面浮腫肩息其脉浮大不治又加痢尤甚　上氣喘而躁者屬肺脹欲作風水發汗則愈

肺痿方

甘草乾薑湯金匱 肺痿吐涎沫而不欬者其人不渴必遺尿小便數所以然者以上虛不能制下故也此爲肺中冷必眩多涎唾甘草乾薑湯以溫之若服湯已渴者屬消渴

甘草四兩炙　乾薑二兩炮

右二味以水三升煮取一升五合去滓分溫再服此乃治肺冷之方非肺痿通用之方也不得誤用

桂枝去芍藥加皂莢湯千金 治肺痿吐涎沫

桂枝　生薑各三兩　甘草二兩炙　棗十五枚　皂莢一枚去皮子炙焦

右五味以水七升煮取三升分三服肺症生薑不可輕用

葦莖湯千金　治欬有微熱煩滿胸中甲錯是爲肺癰

葦莖二升　薏苡仁半升　桃仁五十枚　瓜瓣半升

右四味以水一斗煮葦莖得五升去滓內諸藥煮取二升服一升再服當吐如膿此方最穩

桔梗白散外臺　治欬而胸滿振寒脉數咽乾不渴時出濁唾腥臭久久吐膿如米粥者爲肺癰

桔梗　貝母各三分　巴豆一分去皮熬令如脂

右三味爲散强人飲服半錢匕羸者減之病在上膈者吐膿血膈下者瀉出若下多不止飲冷水一杯則定

肺痿全屬内症肺癰乃係外科輕者煎藥可愈重者膿血已聚必得清火消毒提膿保肺等藥方能挽回否則不治所以金匱云始萌可救膿成則死也

甘草湯治肺痿見傷寒 炙甘草湯見通治二 葶藶大棗瀉湯方見痰飲 十味丸方見咳嗽

諸血

靈樞

靈玉版篇嘔血胸滿引背脈小而疾是逆也 衄而不止

脉大是逆也　熱病篇欬而衄汗不出出不至足者死

血枯　素腹中論帝曰有病胸脇支滿者妨於食病至則先聞腥臊臭出清液先吐血四肢清目眩時時前後血病名爲何何以得之岐伯曰病名血枯此得之年少時有所大脱血若醉入房中氣竭肝傷故月事少不來也

溺血　素氣厥論胞移熱於膀胱則癃溺血　痿論悲哀大甚則胞絡絶胞絡絶則陽氣内動發則心下崩數溲血

金匱

夫吐血欬逆上氣其脉數而有熱不得卧者死　夫酒客

欬者必至吐血此因極飲過度所致也　師曰尺脉浮目睛暈黄衄未止暈黄去目睛慧了知衄今止又曰從春至夏衄者太陽從秋至冬衄者陽明　衄家不可汗汗出必額上陷脉緊急直視不能眴不得眠　病人面無血色無寒熱脉沉弦者衄浮弱手按之絶者下血煩欬者必吐血

亡血不可發其表汗出即寒慄而振

瘀血　病人胸滿唇痿舌青口燥但欲漱水不欲咽無寒熱脉微大來遲腹不滿其人言我滿爲有瘀血　病者如熱狀煩滿口乾燥而渴其脉反無熱此爲陰伏是瘀血也

卷下之

病源

吐血有三種一曰内衄二曰肺疽三曰傷胃内衄者出血如鼻衄但不從鼻孔出是近心肺間津出還流入胃内出如豆汁或如衄血凝停胃裏因即滿悶便吐或去數升乃至一斛是也肺疽者言飲酒之後毒滿便吐吐已後有一合二合或半升一升是也傷胃者是飲食大飽之後胃内冷不能消化則便煩悶強嘔吐之所食之物與氣共上衝蹙因傷損胃口便吐血色鮮正赤是也此三種皆是吐血與咳血迥別凡

吐血之後體恒俺俺然心裏煩躁悶亂紛紛顛倒不安寸口脉微而弱血氣俱虛則吐血關上脉微而芤亦吐血脉細沉者生喘欬上氣浮大者死久不瘥面色黄黑無復血氣時寒時熱此三者乃吐血症若嗽血嘔血瀝血總是一症多難治

舌血　心臟有熱則舌上出血

九竅出血　榮衛大虛腑臟傷損血脉流散脉數不得臥者死

汗血　肝藏血心之液爲汗肝心俱傷於邪則汗血

外臺

便血 先血後便爲遠血先便後血爲近血

諸血方

血枯方 素問

以四烏鰂骨一藘茹二物并合之丸以雀卵大如小豆以五丸爲後飯飲以鮑魚汁利腸中及傷肝也後飯先藥後飯也烏鰂即烏賊治女子赤白漏下令人有子藘茹即茜草能益精通經雀卵即麻雀卵補精血治陰痿鮑魚即淡乾魚石首爲勝能通血脉益陰氣

柏葉湯 金匱 治吐血不止

柏葉 乾薑各三兩 艾三把

右三味以水五升取馬通汁一升合煮取一升分溫再服

瀉心湯金匱 治心氣不足吐血衄血此湯主之

大黃二兩 黃連 黃芩各一兩

右三味以水三升煮取一升頓服之

滋血潤腸湯統旨 治血枯及死血在膈飲食不下大便燥

當歸三錢 白芍煨 生地各一錢半 紅花 桃仁炒 大黃酒煨 枳殼各一錢 韭汁半盞

右八味以水一鍾半煎七分食前服

治吐血百治不瘥療十十差神驗不傳方（千金）

地黃汁（半升）　大黃生末（方寸匕）

右二味，煎地黃汁三沸，內大黃末調和，空腹服之，日三即差。（用大黃極少，不過引生地下達耳。）

犀角地黃湯（千金）　治傷寒及溫病應發汗而不汗之，內蓄血者，及鼻衄吐血不盡，內餘瘀血，大便黑，面黃，消瘀之。

犀角（一兩）　生地黃（八兩）　芍藥（三兩）　丹皮（二兩）

右四味㕮咀，以水九升，煮取三升，分三服。喜妄如狂者，加大黃二兩、黃芩三兩。其人脉大來遲，腹不滿，自言滿

者爲無熱但依方二味不必加

犀角地黄湯　主脉浮客脉芤相合血積胸中熱之甚血在上焦此湯主之

犀角　大黄各一錢　黄芩三錢　黄連二錢　生地四錢

右五味水煎食後服

四生丸類方　治吐血衄血血熱妄行

生荷葉　生艾葉　側柏葉　生地等分

右擣爛丸如雞子大每服一丸水煎去滓服以丸煎湯亦一法

白芨枇杷丸戴氏　治咯血

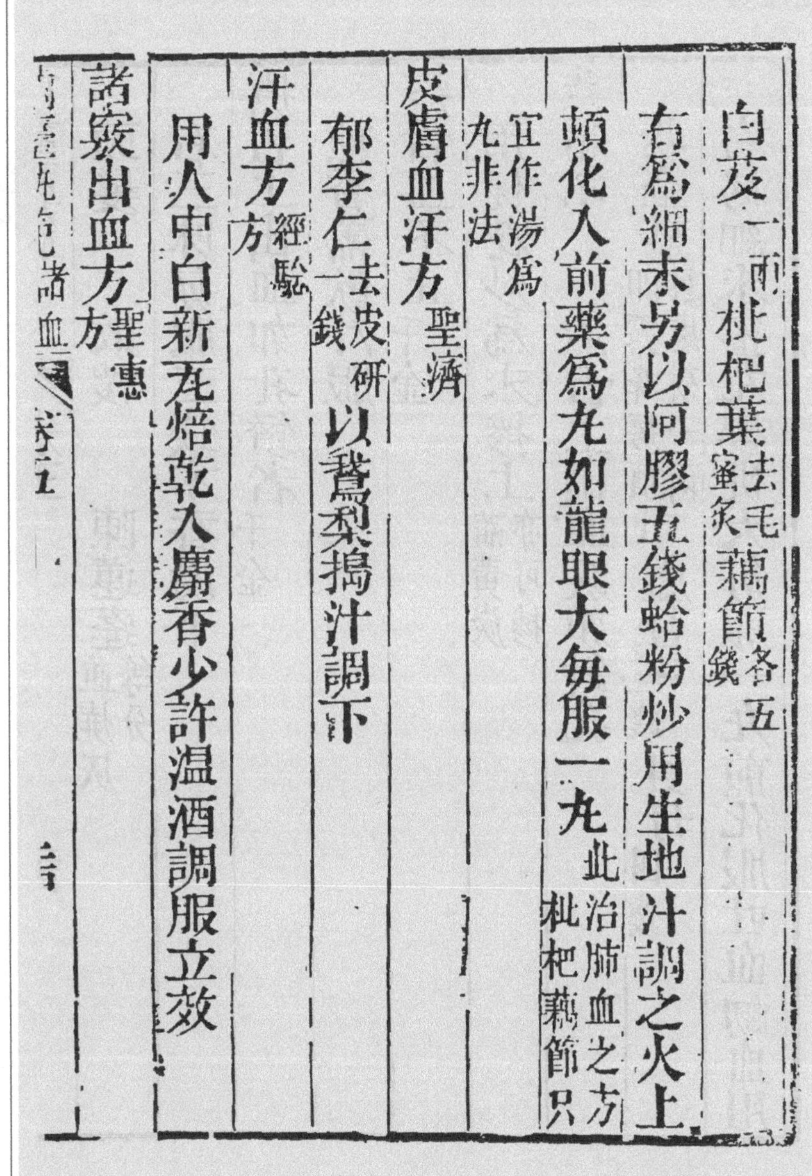

白芨一兩　枇杷葉去毛蜜炙　藕節各五錢

右爲細末另以阿膠五錢蛤粉炒用生地汁調之火上頓化入前藥爲丸如龍眼大每服一丸此治肺血之方宜作湯爲丸非法枇杷藕節只

皮膚血汗方聖濟

郁李仁去皮研一錢　以鵞梨擣汁調下

汗血方經驗方

用人中白新瓦焙乾入麝香少許溫酒調服立效

諸竅出血方聖惠方

頭髮　敗稷　陳蓮蓬並燒灰等分

右三味每服三錢木香湯下

療舌上出血如孔鑽者千金

煎香薷飲汁服

治舌血不止千金

用槐花炒為末摻上蒲黃炭亦可摻

紫霜丸　治舌上出血竅如針孔

紫金砂即露蜂房頂上實處研一兩　蘆薈三錢　貝母四錢

右為細末蜜丸櫻桃大每服一丸煎化服吐血衄血用

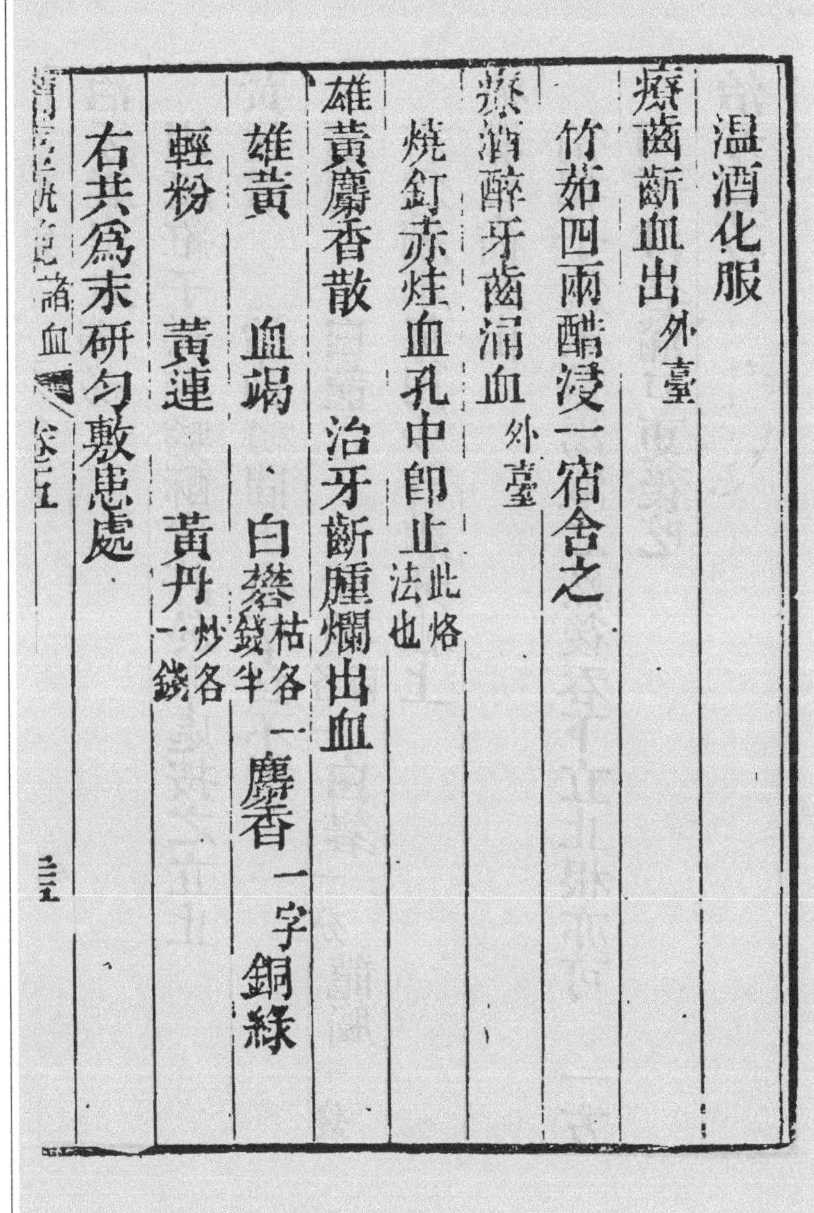

温酒化服

療齒齗血出 外臺

竹茹四兩醋浸一宿含之

療酒醉牙齒涌血 外臺

燒釘赤烓血孔中即止 此烙法也

雄黃麝香散 治牙齗腫爛出血

雄黃 血竭 、白礬枯各一錢半 麝香一字 銅綠

輕粉 黃連 黃丹炒各一錢

右共爲末研勻敷患處

治牙縫出血類方

以紙紝子蘸乾蟾酥少許於血處按之立止

黄連散　治齒縫間出血吃食不得

黄連　白龍骨　牙硝各一兩　白礬一分　龍腦一錢

右爲細末每用少許敷牙根上

療滿口齒血出

枸杞子爲末煎湯漱之然後吞下立止根亦可　一方

用子汁含滿口更後吃

治牙宣方

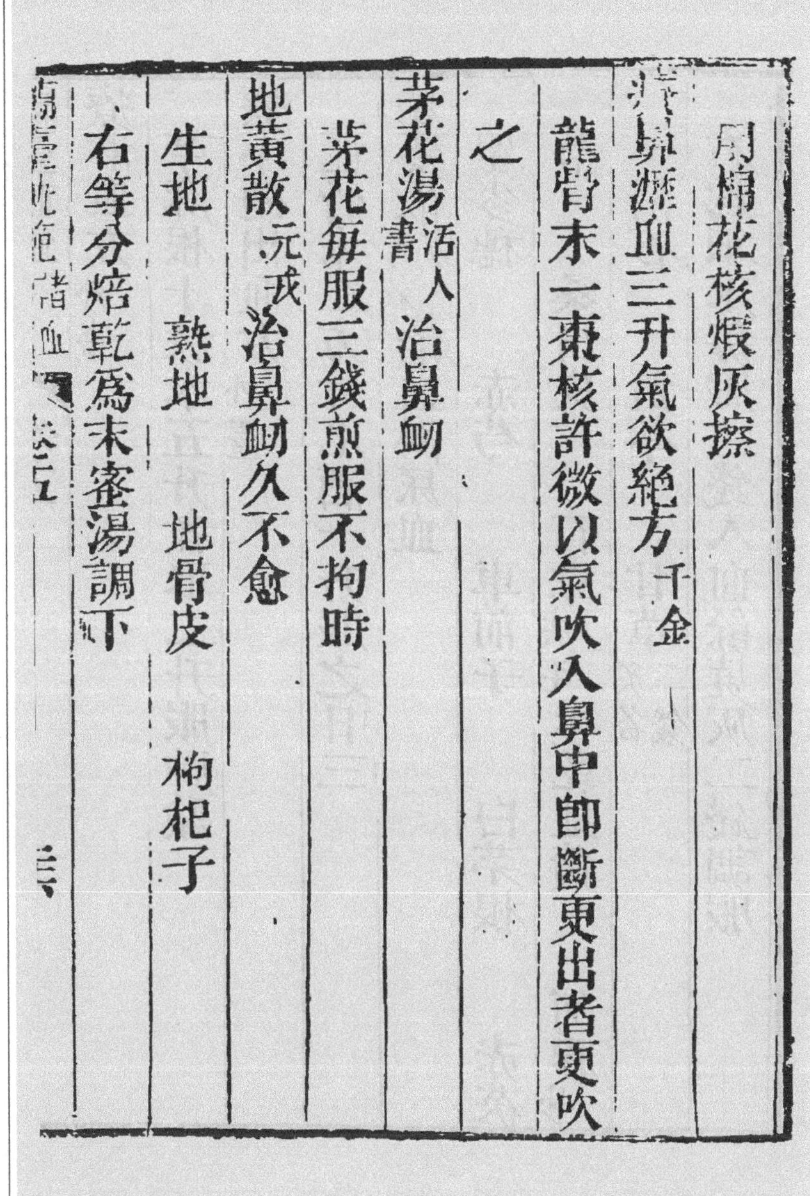

用棉花核煅灰擦

治鼻衄血三升氣欲絕方 千金

龍骨末一棗核許微以氣吹入鼻中卽斷更出者更吹之

茅花湯 活人書 治鼻衄

茅花每服三錢煎服不拘時

地黃散 元戎 治鼻衄久不愈

生地 熟地 地骨皮 枸杞子

右等分焙乾爲末蜜湯調下

療淋血方 外臺

苧麻根十枚水五升煮取二升服神驗

療小便出血方 外臺

龍骨末二方寸匕酒一升服之日三

瞿麥散方 奇效 治血淋尿血

瞿麥穗 赤芍 車前子 白茅根 赤茯苓 桑白皮 石韋去毛 生乾地黃 阿膠炒 滑石 黃芩 甘草炙各二錢

右為細末每服二錢入血餘燒灰二錢調服

神效方　治血淋

海螵蛸　生乾地黄　赤茯苓等分

右爲細末每服一錢用柏葉車前子煎湯下

髮灰散　治血淋小便出血如尿

用亂髮燒灰入麝香少許每服一錢用米醋温湯調下

玉屑散　治尿血并五淋砂石疼痛不可忍受者

黄芪　人參等分

右爲末用蘿蔔大者切一指厚三指大四五片蜜淹少時蘸蜜炙乾復蘸復炙盡蜜二兩爲度勿令焦至熟蘸

黃芪人參末吃不以時仍以鹽湯送下製法奇

鹿角膠丸濟生 治房勞傷小便尿血

鹿角膠半兩 沒藥另研 油頭髮繩各三錢

右爲末茅根汁打麪糊丸桐子大每服五十丸鹽湯下

黃土湯金匱 治下血先便後血此遠血也

甘草 乾地黃 白朮 附子泡 阿膠

黃芩各三兩 灶中黃土半斤

右七味以水八升煮取三升分溫三服

赤小豆當歸散金匱 治下血先血後便此近血也

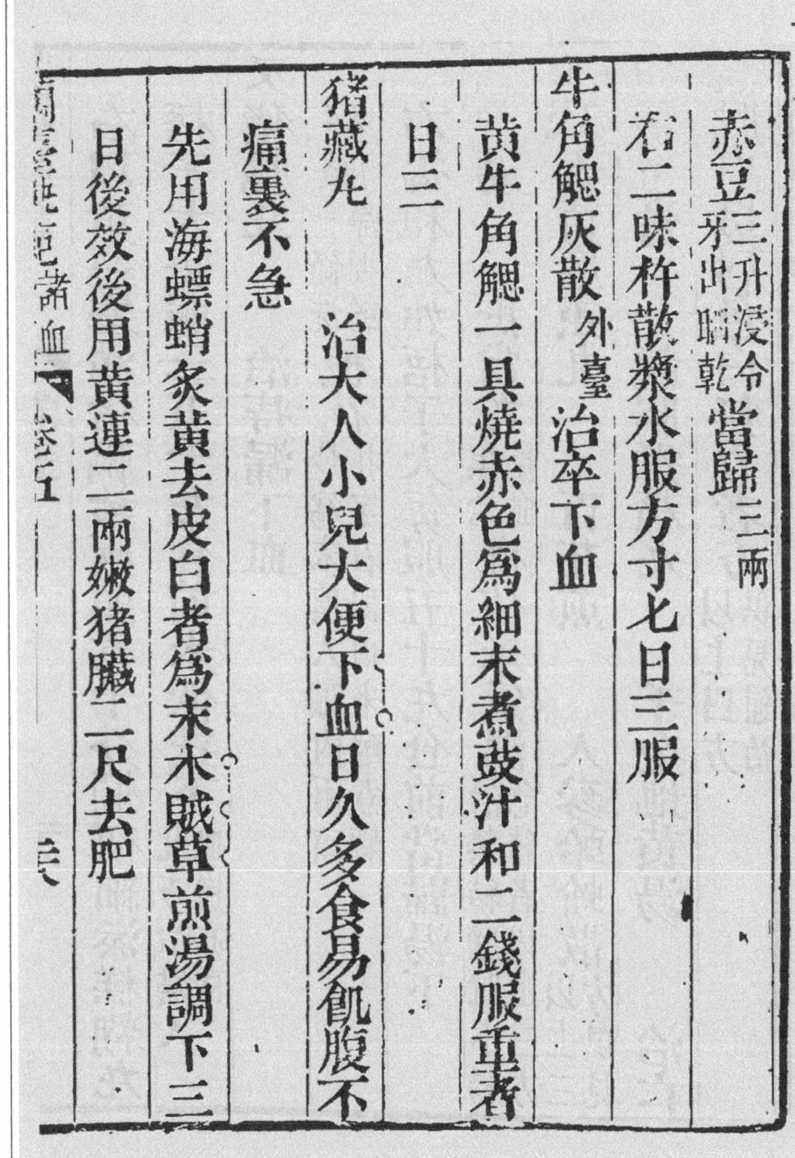

赤豆三升浸令芽出曬乾 當歸三兩

右二味杵散漿水服方寸匕日三服

牛角䚡灰散外臺 治卒下血

黄牛角䚡一具燒赤色爲細末煮豉汁和二錢服重者日三

猪藏丸 治大人小兒大便下血日久多食易飢腹不痛裏不急

先用海螵蛸炙黄去皮白者爲末木賊草煎湯調下三日後效後用黄連二兩嫩猪臟二尺去肥

右以黃蓮塞滿猪臟紮兩頭煮十分爛研細添糕糊丸梧子大每服三五十丸食前米飲送下此方治婦人血崩亦良

又猪臟丸 治痔漏下血

猪臟一條洗净控乾 槐花炒爲末填入臟内兩頭扎定石器内米醋煮爛

右搗和丸如梧子大每服五十丸食前當歸湯下

[illegible]湯 抵當丸俱治瘀血 桃核承氣湯治熱結膀胱小腸急結者以上三方

[illegible]見卷六黃鹽蛋丸 百花煎 人參蛤蚧散方俱見以上三

[illegible]膏 龍腦雞蘇丸 千金地黃湯 治上

[illegible]膚[illegible]唇色白無力者方以上四方俱見通治

反胃噎膈 附關格

靈素

靈結根篇太陰爲開厥陰爲闔少陰爲樞故開折則倉廩無所輸膈洞膈洞者取之太陰視有餘不足　上膈篇黄帝曰氣爲上膈上膈者食飲入而還出余已知之矣蟲爲下膈（下膈名蟲似屬蟲爲患當以治蟲之法治之）下膈者食晬時乃出余未得其意願卒聞之岐伯曰喜怒不適食飲不節寒温不時則寒汁流於腸中流於腸中則蟲寒蟲寒則積聚守於下管則腸胃充郭衛氣不營邪氣居之人食則蟲上食蟲上食則下

管虛下管虛則邪氣勝之積聚已留留則癰成癰成則下管約其癰在管內者即而痛深其癰在外者則癰外而痛浮癰上皮熱　五味篇苦走骨多食之令人變嘔苦入於胃五穀之氣皆不能勝苦苦入下脘三焦之道皆閉而不通故變嘔　四時氣篇善嘔嘔有苦長太息心中憺憺恐人將捕之邪在胆逆在胃胆液泄則口苦胃氣逆則嘔苦故曰嘔　經脉篇足太陰病舌本强食則嘔胃脘痛腹脹善噫足厥陰所生病者胸滿嘔逆

素陰陽別論一陽發病少氣善欬善泄其傳爲膈　三陽

結謂之膈　至真要大論諸嘔吐皆屬於熱

關格　六節臟象論人迎一盛病在少陽二盛病在太陽三盛病在陽明四盛以上爲格陽寸口一盛病在厥陰二盛病在少陰三盛病在太陰四盛以上爲格陰人迎與寸口俱盛四倍以上爲關格關格之脉羸不能極於天地之精氣則死矣此指關格之脉非病名也

金匱

嘔家有癰膿不可治嘔膿盡自愈　先嘔却渴者此爲欲解先渴却嘔者爲水停心下此屬飲家嘔家本渴今反不

渴者以心下有支飲故也　問曰病人脈數數爲熱當消穀引食而反嘔者何也師曰以發其汗令陽微膈氣虛脈乃數數爲客熱不能消穀胃中虛故也　趺陽脈浮而濇浮則爲虛虛則傷脾脾傷則不磨朝食暮吐暮食朝吐宿穀不化名曰胃反脈緊而濇其病難治　病人欲吐者不可下之　嘔而脈弱小便復利身有微熱見厥者難治

傷寒論

脈上微頭小者則汗出下微本大者則爲關格不通不得尿頭無汗可治有汗者死　寸口脈浮而大浮則虛大爲

關在尺爲關在寸爲格關則不得小便格則吐逆 趺陽脉伏而濇伏則吐逆水穀不化濇則食不得入名曰關格 此乃關格之病 按關格之症內經傷寒論所指不同內經所云是不治之症傷寒論所云則卒暴之疾當於通便止嘔方法隨宜施治可也

千金

走哺 下焦熱氣逆不續嘔吐不禁

外臺

五噎 夫五噎謂一曰氣噎二曰憂噎三曰食噎四曰勞

噎五曰思噎雖有五名皆由陰陽不和三焦隔絶津液不行憂恚嗔怒所生謂之五噎噎者噎塞不通也

氣噎　陰陽不和寒氣塡於胸膈故氣噎不通令人喘悸胸背痛也

卒食噎　由臟冷而不理津液少之而不能傳行飲食也

噎膈嘔吐方

茱萸湯金匱　嘔而胸滿者此湯主之　乾嘔吐涎沫頭痛此亦主之

茱萸一升　人參三兩　生薑六兩　大棗十二枚

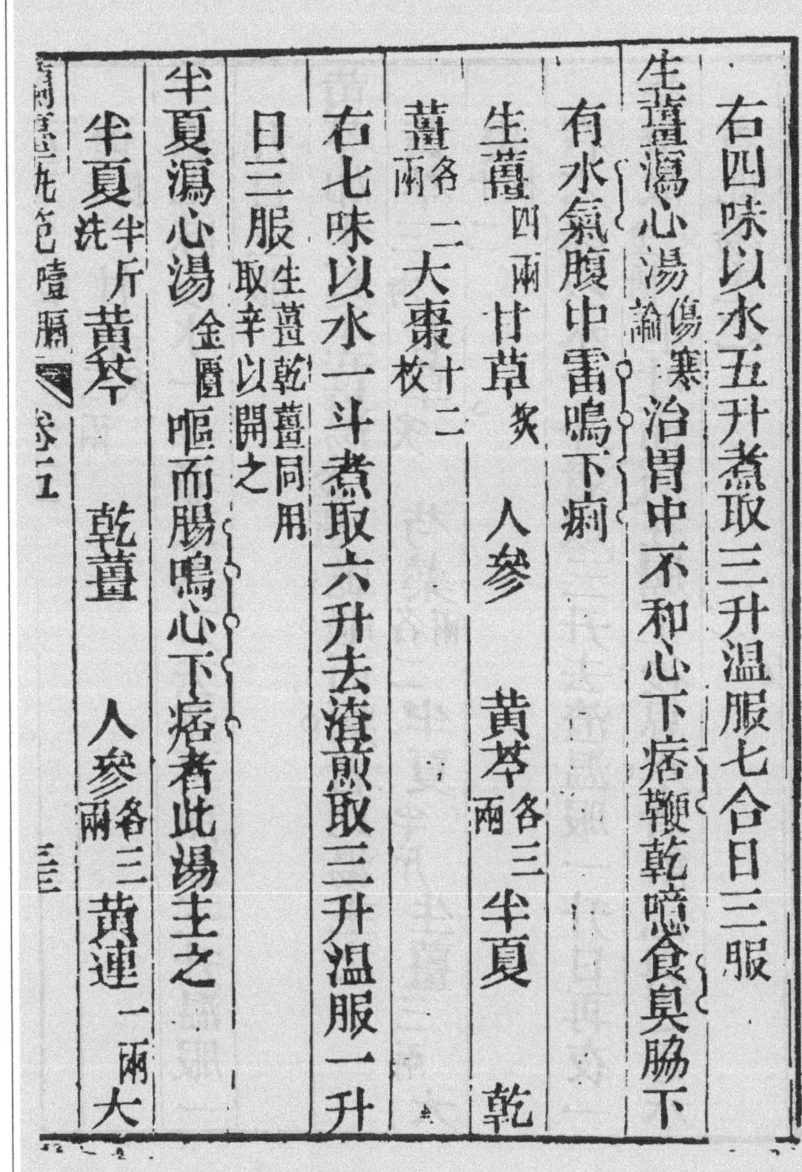

右四味以水五升煮取三升温服七合日三服

生薑瀉心湯傷寒論治胃中不和心下痞鞕乾噫食臭脇下有水氣腹中雷鳴下痢

生薑四兩 甘草炙 人參 黄芩各三兩 半夏 乾薑各二兩 大棗十二枚

右七味以水一斗煮取六升去滓煎取三升温服一升日三服生薑乾薑同用取辛以開之

半夏瀉心湯金匱嘔而腸鳴心下痞者此湯主之

半夏半斤洗 黄芩 乾薑 人參各三兩 黄連一兩 大

棗十二枚 甘草三兩炙

右七味以水一斗煮取六升去滓再煎取三升溫服一升日三服

黃芩加半夏生薑湯金匱 乾嘔而痢者此湯主之

黃芩三兩 甘草炙 芍藥各二兩 半夏半斤 生薑三兩 大棗十二枚

右六味以水一斗煮取三升去渣溫服一升日再夜一

猪苓散金匱 嘔吐而病在膈上後思水者解急與之思水者此湯主之

豬苓　茯苓　白术各等分

右三味杵爲散飲服方寸匕日三服傷飲惡飲此乃常理若胸中有水則津液下流反口乾思水但不能多飲耳

大半夏湯金匱　反胃嘔吐者此湯主之

半夏三升洗完用　人參三兩　白蜜一升

右三味以水一斗二升和蜜揚之二百四十遍煮藥取二升半溫服一升餘分再服其妙在用甘爛水

大黃甘草湯金匱　食已即吐者此湯主之

大黃四兩　甘草一兩

右二味以水三升煮取一升分溫再服此治上焦之吐

茯苓澤瀉湯金匱 胃反吐而渴欲飲水者此湯主之

茯苓半斤 澤瀉四兩 甘草三兩 桂枝二兩 白朮三兩 生薑四兩

右六味以水一斗煮取三升內澤瀉再煮取二升半溫服八合日三服此治蓄飲之吐內澤瀉再煮似先煮五味後煮澤瀉

文蛤湯金匱 吐後渴欲得水而貪飲者此湯主之兼主微風脉緊頭痛

文蛤五兩 麻黃 甘草 生薑各三兩 石膏五兩 杏

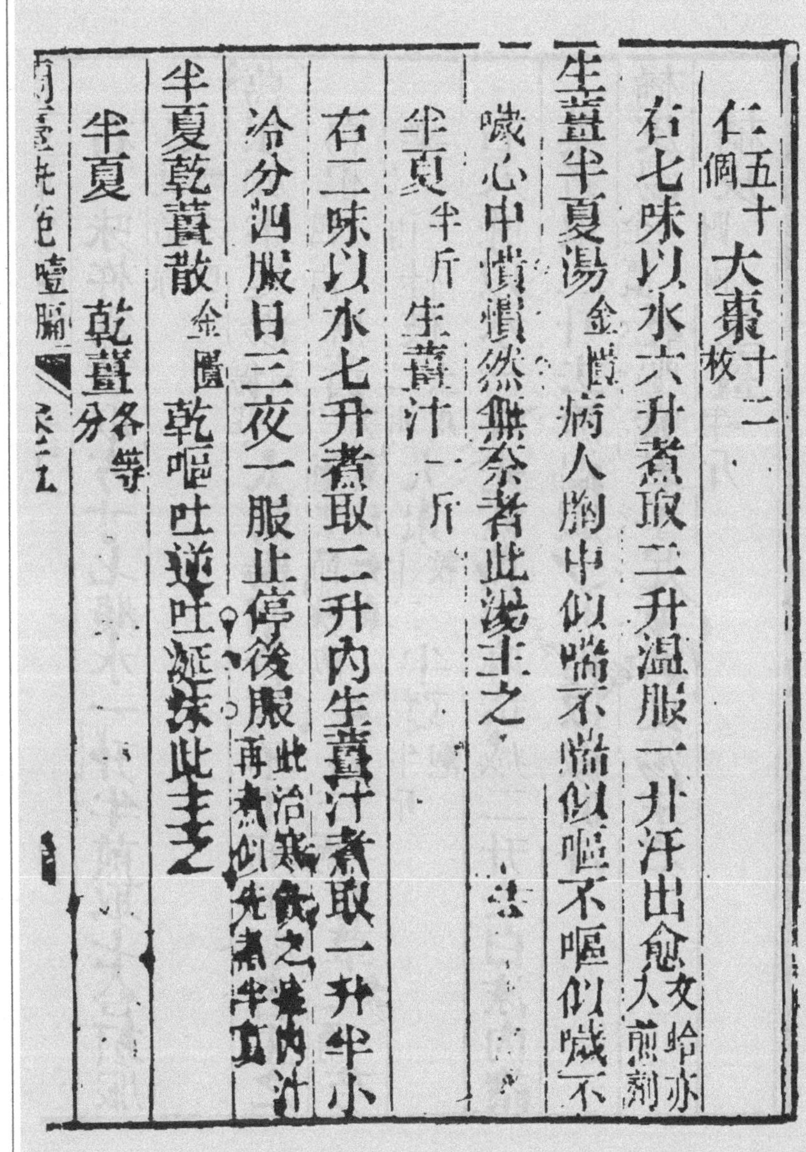

仁五十個　大棗十二枚

右七味以水六升煮取三升溫服一升汗出愈文蛤亦入煎劑

生薑半夏湯金匱　病人胸中似喘不喘似嘔不嘔似噦不噦心中憒憒然無奈者此湯主之

半夏半斤　生薑汁一斤

右二味以水七升煮取二升內生薑汁煮取一升半小冷分四服日三夜一服止停後服此治寒飲之法內汁再煮似先煮半夏

半夏乾薑散金匱　乾嘔吐逆吐涎沫此主之

半夏　乾薑各等分

右三味杵爲散取方寸匕漿水一升半煎取七合頓服之此治胃寒之吐

葛根加半夏湯傷寒論 太陽陽明合病不下痢但嘔者主之

葛根四兩 麻黃三兩去節湯泡去黃汁焙乾 生薑三兩 甘草二兩炙 芍藥二兩 桂枝二兩去皮 大棗十二枚 半夏半斤泡

右八味以水一斗先煮葛根麻黃減二升去白沫內諸藥煮取三升去滓溫服一升覆取微似汗

橘皮湯金匱 乾嘔噦若手足厥者此湯主之

橘皮四兩 生薑半斤

右二味以水七升煮取三升溫服一升下咽即愈此治胃氣不逆之吐

橘皮竹茹湯金匱噦逆者此湯主之

橘皮二升　竹茹二升　大棗三十枚　生薑半斤　甘草五兩　人參一兩

右六味以水一斗煮取三升溫服一升日三服

黃連湯傷寒論傷寒胸中有熱胃中有邪氣腹中痛欲嘔吐者主之

黃連　甘草炙　乾薑　桂枝去皮各三兩　人參二兩

半夏半斤 大棗十二枚

右七味以水一斗煮取六升去渣溫服一升日三夜一服。邪氣寒氣噎，故寒熱並形。

昆布丸 治五噎咽塞食飲不下

昆布洗 麥冬 天冬 訶梨勒 木通

大黃 朴硝各一兩五錢 郁李仁 桂心 百合各一兩

羚羊角 杏仁 蘇子 射干各半兩 柴胡

陳皮 檳榔各二錢五分

右藥為丸桐子大熱酒下每服三十丸不拘時

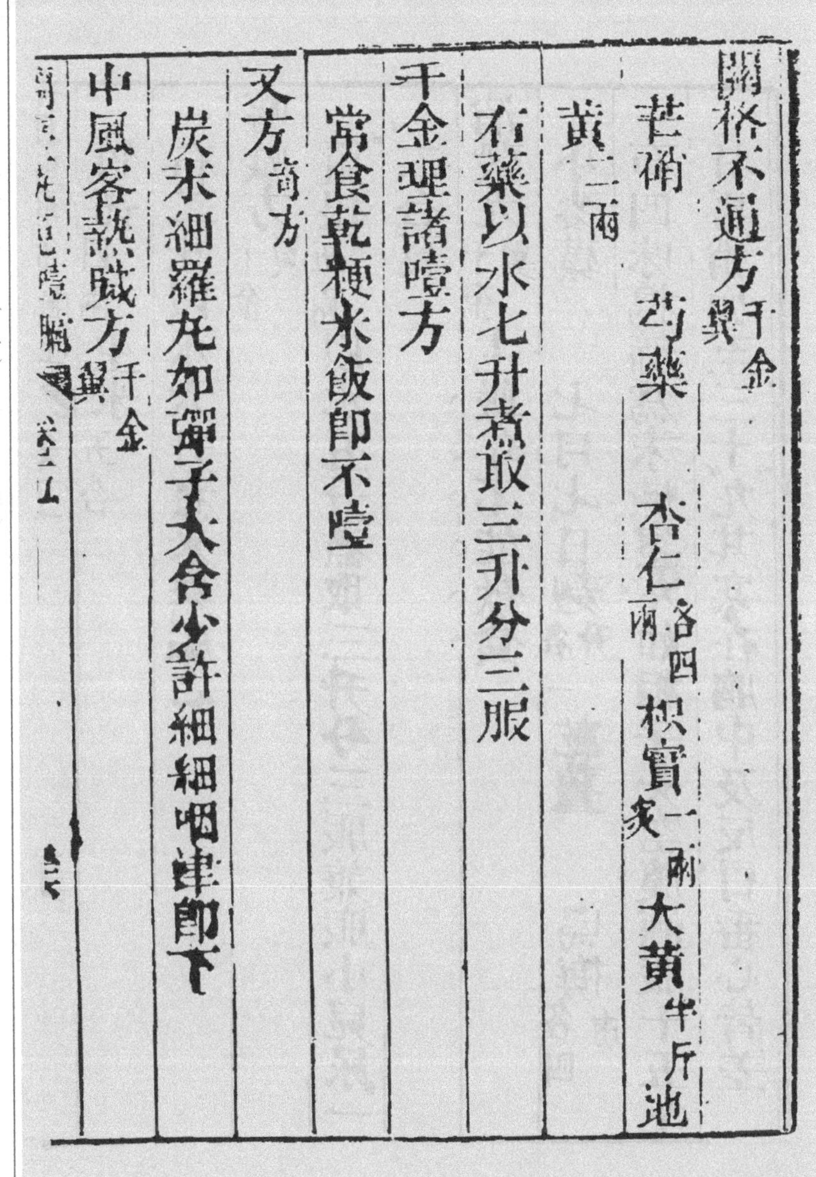

關格不通方千金翼

芒硝　芍藥　杏仁各四兩　枳實一兩炙　大黃半斤　地黃二兩

右藥以水七升煮取三升分三服

千金理諸噎方

常食乾粳米飯即不噎

又方奇方

炭末細羅丸如彈子大含少許細細咽津即下

中風客熱噎方千金翼

竹茹四兩　生米五合

右二味以水六升煮米熟服之

嘔噦方　千金翼

蘆根五兩　以水五升煮取三升分三服兼服小兒尿一二合良

消穀丸　千金翼　主數年不能飲食

小麥糵　七月七日麴各一升　乾薑　烏梅各四兩

右四味擣篩為末煉蜜丸如桐子大空腹酒服十五丸日再稍加至三十丸其寒在胸中及反胃番心皆差

卒噦千金翼

男噦女人丁壯氣盛者噓其肺俞女子男子噓之

廣濟檳榔散外臺療吐酸水每食則變作醋水吐出

檳榔十六分人參六分茯苓八分橘皮六分蓽撥六分

右五味搗篩爲散平晨空腹生薑五六兩合皮擣絞取汁溫內散方寸匕攪調頓服之日一服漸加至一匕半總薑汁服末藥斷難入口恐宜取薑汁一滴拌藥別飲送下爲妥

崔氏方外臺療食則吐或朝食夜吐名曰胃反或氣噎不飲食數年羸削唯飲水亦同此方

半夏六兩 人參六兩 生薑一兩 橘皮二兩 竹[illegible]一升[illegible]

杵頭糠一升細褁 厚朴二兩炙 羚羊角三兩削

右以水八升煮取三升分溫三服頻服

深師治噎方外臺

羚羊角 前胡 甘草 人參 橘皮各二兩

右五味以水六升煮取三升分四服

反胃方本事方

驢郎驢水小便日服二合後食微吐一半晡時又服二合入

定時食粥吐出便定

丁香柹蔕湯 嚴氏 治寒呃

丁香　柹蔕各二錢 人參一錢 生薑五片 煎服

治冷呃方

刀頭子 燒存性 酒服錢許

撞氣阿魏丸 局方 治五種噎疾，九般心痛，痃癖氣塊，冷氣攻刺，及脾胃停寒，胸滿膨脹，嘔吐酸水，丈夫小腸氣痛，婦人氣血等疾

茴香炒香 陳皮去白 青皮 川芎 丁香皮

蓬莪朮泡 甘草炮，各一兩 縮砂仁 肉桂去粗皮，各半兩 生薑

四兩鹽醃炒黑白芷泡半兩胡椒二錢半阿魏二錢半醋浸一宿以麩為丸

右為末用阿魏丸雞頭大每藥丸一斤用硃砂七錢為衣丈夫氣痛炒鹽湯下一粒至二粒婦人血氣醋湯下常服一二粒爛嚼茶酒任下此方純用遏氣温熱之藥有火者不宜服

此卷所載方論種種各殊然皆係噎吐反胃水飲頭積等症非真膈病也膈病乃胃口枯槁之症百無一治論中雖有格脉格症而其形象俱未詳載必臨症多乃能識其真耳

旋復代赭湯　四逆湯　小柴胡湯以上三方俱見傷寒

小半夏湯方見痰飲　竹葉石膏湯加生薑見遏治

泄瀉

靈素

靈樞論疾診尺篇飧泄脉小者手足寒難已飧泄脉小手足溫泄易已　玉版篇其腹大脹四末清脫形泄甚逆也　諸病暴注下迫皆屬於熱

素陰陽應象大論清氣在下則生飧泄　春傷於風夏生飧泄　濕勝則濡泄　脉要精微論久風爲飧泄　平人氣象論泄而脫血難治　玉機眞臟論泄而脉大難治

難經

泄凡有五其名不同有胃泄有脾泄有大腸泄有小腸泄

有大瘕泄名曰後重胃泄者飲食不化色黄脾泄者腹脹滿泄注食即嘔吐逆大腸泄者食已窘迫大便色白腸鳴切痛小腸泄者溲而便膿血少腹痛大瘕泄者裏急後重數至圊而不能便莖中痛此五泄之要法也

泄瀉方

溫脾湯方本事　主治錮冷在腸胃間泄瀉腹痛宜先取去然後調治不可謂虛以養病也

厚朴　乾薑　甘草　桂心　附子各二兩　大黄四錢

右六味㕮咀取一兩水二盞煎六分頓服不可謂虛以養痾此千古之要訣從人反是

訶梨勒丸濟生　治大腸虛冷泄瀉不止腹脇引痛飲食不化

訶梨勒麸裹煨　附子炮　肉豆蔻麸裹煨　木香　吳茱萸炒　龍骨生用　白茯苓　蓽撥等分

右為末生薑汁煮麪糊丸如梧子大每服七十丸空心米飲下

香茸丸　治飲酒多遂成酒泄骨立不能食但再飲一

二盞泄作幾年矣

嫩鹿茸酥炙黄　肉豆蔻煨各一兩　生麝香另研一錢

右爲末陳米飯爲丸如梧子大每服五十丸空心米飲下

固腸丸得效　治臟腑滑泄晝夜無度

吳茱萸　御米殼　黄連各等分

右爲末醋糊丸如桐子大每服三十丸空心米飲下

附子理中丸局方　治脾胃冷弱心腹疼痛嘔吐瀉痢霍亂轉筋體冷微汗手足厥冷心下逆冷滿悶腹中雷鳴飲

食不進及一切沉寒痼冷並皆治之

人參一兩　附子泡一枚　乾薑泡　甘草炙各一兩　白朮土炒二兩

右爲末蜜丸每藥一兩作十丸每服一丸以水一盞化開煎至七分稍熱食前服

四君子湯局方　六君子湯　歸脾湯　平胃散

補中益氣湯　枳實丸消痞積止泄瀉　瀉黄散　五苓散

四神丸　霍香正氣散局方十方見遍治　以上四逆散治少陰泄瀉

大承氣湯　小承氣湯　調胃承氣湯　敗毒散

葛根湯　葛根黄芩黄連湯以上俱見傷寒　入方厚朴七物

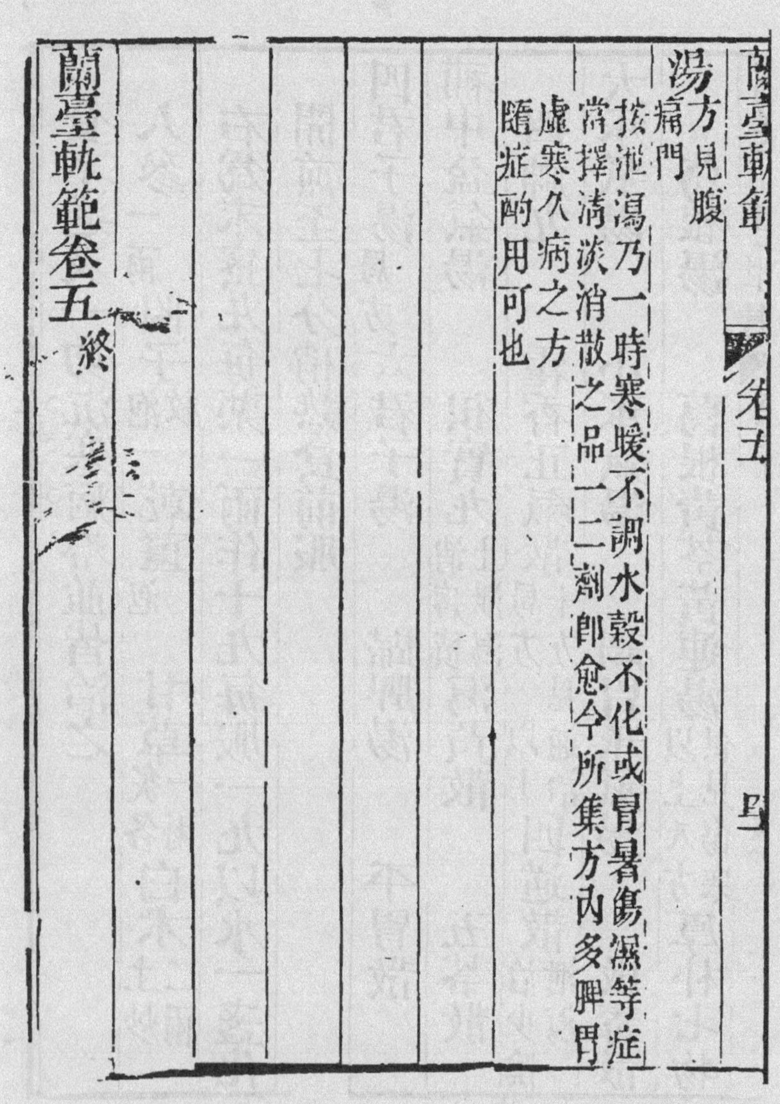

湯方見腹痛門

按泄瀉乃一時寒暖不調水穀不化或冒暑傷濕等症嘗擇清淡消散之品一二劑即愈今所集方內多脾胃虛寒久病之方隨症酌用可也

蘭臺軌範卷五終

卷六湯方目

散　透頂散　痛風餅子　止痛太陽丹

氣攻頭痛方　治頭痛方　玉液湯　鷹厓湯

秘方貼頭風熱病　清震湯　治頭內如虫

蛀響　玉真圓　茶調散以上頭痛　栝蔞薤白白酒湯

栝蔞薤半夏湯　枳實薤桂枝湯　茯苓杏

仁甘草湯　橘皮枳實生薑湯　薏苡仁附子散

桂枝生薑枳實湯　赤石脂丸　九痛丸

大建中湯　療胸脾心痛方　熨背法　療

方　海蛤丸　失笑散以上心胃痛　甘薑苓术湯

青娥丸　加味小柴胡湯　摩腰膏　療
腰痛方　又方　鹿茸丸　藥碁子以上腰痛　厚朴
七物湯　附子粳米湯、灸臍法　厚朴三物
湯　大黃附子湯以上腹痛　礬石湯　第一竹瀝湯
烏麻酒　茱萸朮瓜湯　蘇子粥　杉木湯
檳榔散　木瓜散　雞屎白散　療轉筋
方　延效療轉筋　轉經灸法以上脚氣

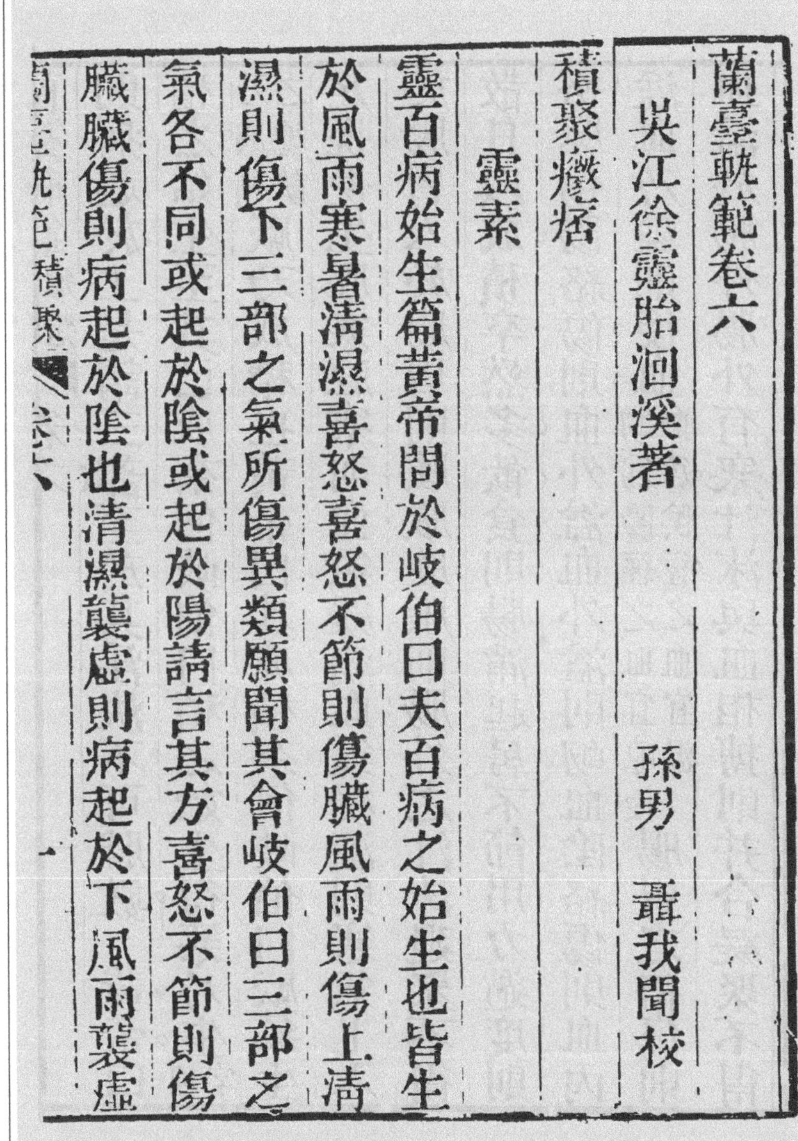

蘭臺軌範卷六

吳江徐靈胎洄溪著　　孫男　爔我聞校

積聚癥瘕

靈素

靈百病始生篇黃帝問於岐伯曰夫百病之始生也皆生於風雨寒暑清濕喜怒喜怒不節則傷臟風雨則傷上清濕則傷下三部之氣所傷異類願聞其會岐伯曰三部之氣各不同或起於陰或起於陽請言其方喜怒不節則傷臟臟傷則病起於陰也清濕襲虛則病起於下風雨襲虛

則病起於上是謂三部至於其淫泆不可勝數　黃帝曰積之始生至其已成奈何岐伯曰積之始生得寒乃生（四字乃成積之總訣）厥乃成積也黃帝曰其成積奈何岐伯曰厥氣生足悗悗生脛寒脛寒則血氣凝濇血氣凝濇則寒氣上入於腸胃入於腸胃則䐜脹䐜脹則腸外之汁沫迫聚不得散日以成積卒然多飲食則腸滿起居不節用力過度則絡脈傷陽絡傷則血外溢血外溢則衄血陰絡傷則血內溢血內溢則後血（衄為陽經之血宜凉後血為陰經之血宜溫）腸胃之絡傷則血溢於腸外腸外有寒汁沫與血相摶則并合凝聚不得

散而積成矣凡積未有不因血而成者卒然外中於寒若內傷於憂怒則氣上逆氣上逆則六輸不通溫氣不行凝血蘊裹而不散津液濇滲著而不去而積皆成矣　六元正紀大論大積大聚不可犯也衰其大半而止過則死　骨空論任脈爲病男子內結七疝女子帶下瘕聚

息積　素問奇病論帝曰病脇下滿氣逆二三歲不已是爲何病岐伯曰病名曰息積此不妨於食不可灸刺積爲導引服藥藥不能獨治也積最宜外治

伏梁　靈樞邪氣臟腑病形篇心脉微緩爲伏梁在心下上

下行時唾血　素腹中論帝曰人有身體髀股䯒皆腫環臍而痛是爲何病岐伯曰病名伏梁此風根也其氣溢於大腸而着於肓肓之原在臍下故環臍而痛也不可動之動之爲水溺濇之病

難經

病有積有聚何以別之然積者陰氣也聚者陽氣也故陰沉而伏陽浮而動氣之所積名曰積氣之所聚名曰聚故積者五臟所生聚者六腑所成也積者陰氣也其始發有常處其痛不離其部上下有所終始左右有所窮處聚者

陽氣也其始發無根本上下無所留止其痛無常處故以是別知積聚也　五臟之積各有名乎以何月何日得之然肝之積名曰肥氣在左脇下如覆杯有頭足心之積名曰伏梁起臍上大如臂上至心下脾之積名曰痞氣在胃脘腹大如盤肺之積名曰息賁在右脇下覆大如杯腎之積名曰賁豚發於少腹上至心下若豚狀或上或下無時

金匱

師曰病有奔豚有吐膿有驚怖有火邪此四部病皆從驚發得之師曰奔豚病從少腹起上衝咽喉發作欲死復還

止皆從驚恐得之　夫瘦人繞臍痛必有風冷穀氣不行而反下之其氣必衝不衝心下則痞　問曰病有積有聚有槃氣何謂也師曰積者臟病也終不移聚者腑病也發作有時展轉痛移爲可治槃氣者脇下痛按之則愈復發爲槃氣積聚皆有形槃氣則無形而有氣耳　病者腹滿按之不痛爲虛痛者爲實可下之舌黃未下者下之黃自去　腹滿時減復如故此爲寒當與温藥　脉緊如轉索無常者有宿食也

薤不可共牛肉作羹食之成瘕病韭亦然　醋合酪食之令人血瘕

病源

癥瘕　皆由寒溫不調飲食不化與臟氣相搏結所生也其病不動者直名爲癥若病雖有結瘕而可推移者名爲瘕瘕者假也謂虛假可動也

鱉癥　謂腹內有癥結如鱉之形狀有食鱉觸冷不消生癥者有食諸雜物得冷不消變化而作者

蝨癥　人有多蝨而性好嚙之所嚙既多腑臟虛弱不能消之變化生癥患者見蝨必嚙之不能禁止時從下部出亦能斃人

米癥　人有好啞米轉久彌嗜啞之若不得米則胸中清水出米不消化遂生癥結其人常思米不能飲食久則斃

腹内有人聲　有人腹内忽有人聲或學人語而相答此乃不幸致生灾變非關經絡臟腑冷熱虚實所為也服雷丸可愈

髮癥　有人因飲食内悞有頭髮隨食成癥胸喉間如有蟲上下來去者是也

蛟龍病　三月八日蛟龍子生在芹菜上人食芹菜入腹變成蛟龍其病之狀發則如癲

魚癥　有人胃氣虛弱者食生魚因爲冷氣所搏不能消之結成魚癥揣之有形狀如魚也

蛇癥　人有食蛇不消因腹內生蛇瘕也亦有蛇之精液誤入飲食內食之其狀常若飢而食則不下喉食至胸內即吐出其病在腹摸揣亦有蛇狀謂蛇瘕也

酒瘕　人有飲酒多而食穀少積久漸瘦遂常思酒不得則吐多睡不復能食是胃中有虫使之然名爲酒瘕也

腹內有毛　人因飲食內誤有毛隨食入腹則漸漸羸瘦但此病不說別有證狀常自言因食毛以知之

積聚癥瘕方

奔豚湯金匱　奔豚氣上衝胸腹痛往來寒熱此主之

甘草　川芎　當歸各二兩　半夏四兩　黃芩二兩　生葛五兩　芍藥二兩　生薑四兩　甘李根白皮一升

右九味以水二斗煮取五升溫服一升日三夜一服

茯苓桂枝甘草大棗湯金匱　發汗後臍下悸者欲作賁豚此湯主之

桂枝四兩　茯苓半斤　甘草二兩炙　大棗十五枚

右四味以甘爛水一斗先煮茯苓減二升內諸藥煮取

三升去滓溫服一升日三服

桂枝加桂湯金匱 發汗後燒針令其汗針處被寒核起而赤者必發賁豚 小腹上至心灸其核上各一壯與此湯此灸法不循穴道亦甚易

即桂枝湯加桂二兩

備急丸金匱 治寒氣冷食稽留胃中心腹滿痛大便不通

大黃 乾薑各二兩 巴豆一兩去皮研如脂

右先搗大黃乾薑爲末內巴豆合搗千杵和蜜丸如豆大藏蜜器中勿洩氣候用每服三四丸煖水或酒下

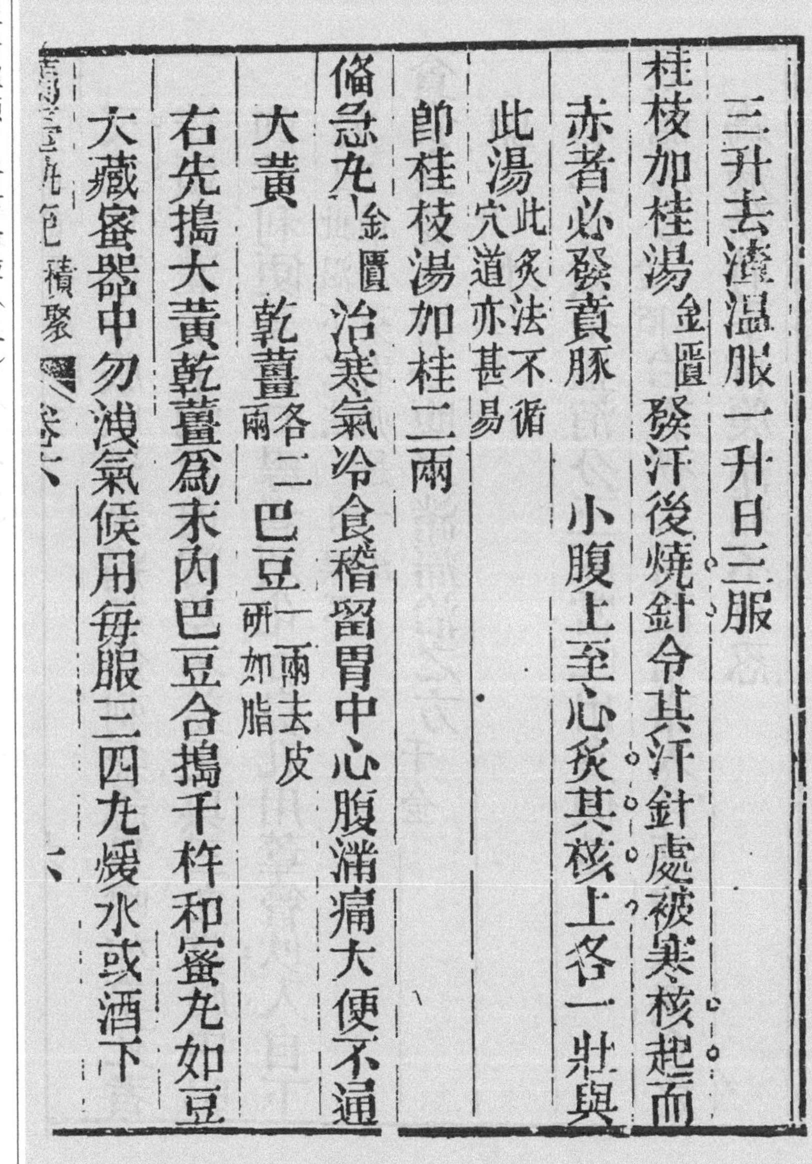

又主中惡心腹脹滿卒痛如錐刺氣急口噤如卒死者捧頭起灌令下咽須臾當差不差更與三丸當腹中鳴即吐利便差若口噤者須化從鼻孔用葦管吹入自下於咽此温下之法口噤不能服藥者亦是一法

貪食食多不消心腹堅滿痛治之方千金

鹽一升 水三升

右二味煮令鹽消分三服當吐出食便差

蛟龍病方金匱 治春秋二時龍帶精入芹菜中人偶食之爲病發時手背腹滿痛不可忍

礬糖升二三日兩度服之吐出如蜥蜴三五枚差

療犬肉傷金匱 治食犬肉不消心下堅或腹脹口乾大渴心急發熱妄語如狂或洞下

杏仁一升合皮研用 沸湯三升和汁分三服痢下肉片大驗

療食鱠傷金匱 治鱠食之在心胸間不化吐復不出速下除之久成癥病

橘皮一兩 大黃二兩 朴硝二兩

右三味以水一大升煮至小升頓服即消

療鱠癥金匱 治食鱠多不消結爲癥病

馬鞭草擣汁飲之或以蘘葉汁飲之一升亦消又可服藥吐之

療蝨癥千金由噛蝨在腹生長爲蝨癥按此病發服水銀

故篦子一枚　故梳子一枚

右二味各破爲兩分先取一分燒灰末之又取一分以水五升煮取一升頓服前末盡少時當病出無所忌

療十年痃癖方千金翼

桃仁去皮尖雙仁者熬　豉乾泡去皮熬搗篩各六升　蜀椒去目閉口者生搗篩三升　乾薑搗篩三升

右四味先搗桃仁如膏合搗千杵如乾可入少蜜和搗令可丸如酸棗大空腹酒服三丸日三仍熨法

椒熨方 千金翼

取新盆一口受一斗者鑽底上作三十餘孔孔上布椒三合椒上布鹽鹽上安紙兩重上布冷灰一升冷灰上安熱灰一升熱灰上安熟炭火如雞子大常令盆熱底安薄氈其口以板蓋上以手捉勿令落仰卧安於腹上逐病上及痛處自捉遣移熨之冷氣及癥結皆從下部中作氣出七日一易椒鹽滿三七日百病差乃止

破癖湯千金翼

白术　枳實炙　柴胡各三兩

右以水五升煮取二升分三服日三

備急熨癥方千金翼

吳茱萸三升　以酒和煮熟布裹熨之

廣濟療鱉瘕外臺

白馬尿一升五合　溫服之令盡差

廣濟療米癥外臺　其疾常欲食米若不得米則胸中出清水

[illegible]糠一升白米五合擣散用水一升頓服

療米瘕嗜米不得米至死外臺

葱白兩虎口切烏梅三十枚碎

右二味以水三升宿漬烏梅使得極濃淸晨啖葱白隨飮烏梅汁盡頃之心腹煩欲吐即令出之三晨療之當吐出米瘕差無所忌

廣濟療髮瘕外臺人因食誤食髮即胸間如有蟲上下惟欲飮油

油一升以香澤煎之大鎗銹貯之安病人頭邊以口鼻

臨油上勿令得飲及傳之鼻而令有香氣當瞬頓取飲不得與之必疲極眠睡其髮當從口出飲油人專守視之并石灰一裹見癥出以灰粉手捉癥抽出須臾抽盡即是髮也奇法

積塊丸 治癥瘕積聚癖塊蟲積

京三稜 莪朮各用醋煨 自然銅 蛇含石各燒研各二兩 雄黃 蜈蚣各一錢二分焙研 木香一錢半 鐵花粉用粳米醋炒一錢 辰砂 沉香各八分 氷片五分 蘆薈 天竺黃 阿魏 全蠍焙乾各四錢

右爲末用雄猪胆汁丸如桐子大每服七八分諸虫一皆效

治食索粉積方

用紫蘇煎濃汁加杏仁泥服之卽散

易簡紅丸　破癥消瘕

蓬朮　三稜　橘皮　青皮　胡椒　乾薑　阿魏　礬紅

右水泛爲丸每服六十丸薑湯下又小兒脾胃之症極一有神效

大七氣湯　治一切癥瘕

三稜 莪朮各煨切 青皮 陳皮去白 木香 藿

香 肉桂 益智仁 甘草各七錢五分

右㕮咀每服五錢水二盞煎至一盞食前服

半硫圓局方 除積冷温脾胃一切痃癖大便冷閉

硫黃明淨好者研令極細用柳木錘子研過 半夏湯洗七次焙乾爲末

右等分以生薑自然汁同熬入乾蒸餅末攪和勻入臼

内杵數百下圓如桐子大每服空心温酒或生薑湯下

十五圓至二十圓婦人醋湯下

髮癥飲油方夏子益奇疾方

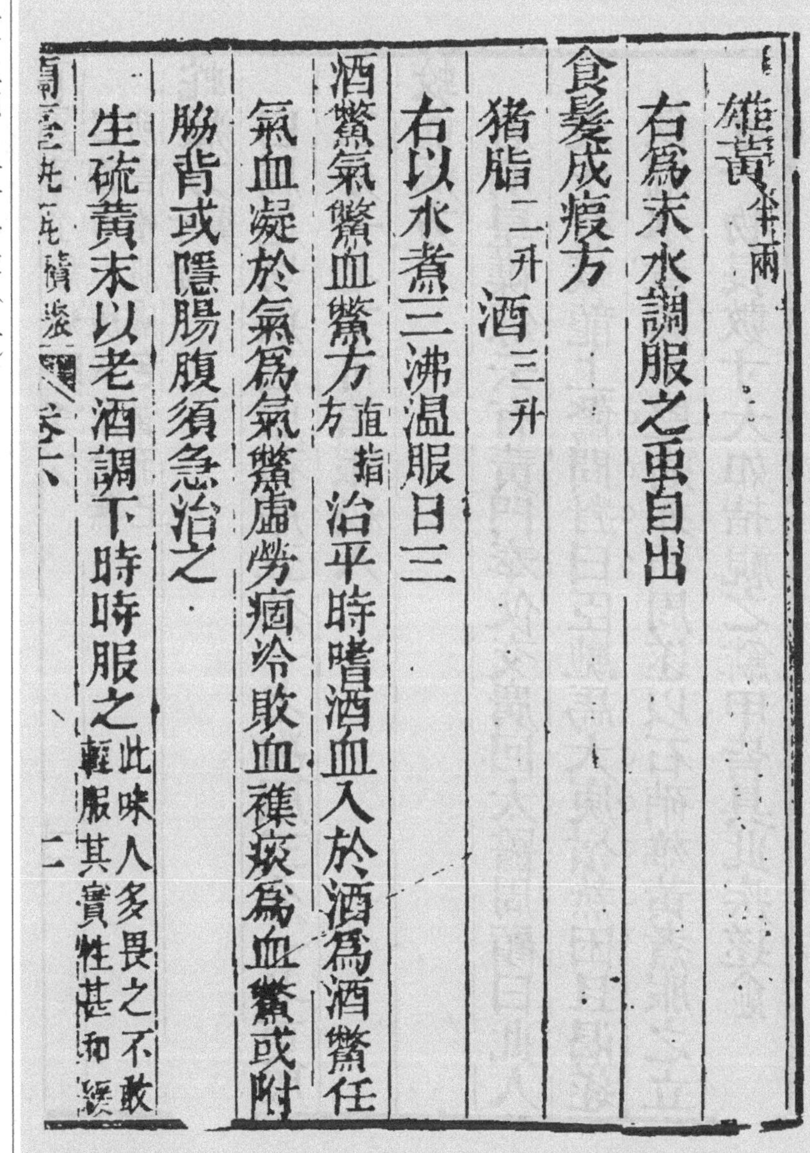

雄黄半兩

右爲末水調服之蟲自出

食髮成瘕方

猪脂二升　酒三升

右以水煮三沸溫服日三

酒鱉氣鱉血鱉方方直指 治平時嗜酒血入於酒爲酒鱉任氣血凝於氣爲氣鱉虛勞痼冷敗血襍痰爲血鱉或附脇背或隱腸腹須急治之

生硫黄末以老酒調下時時服之此味人多畏之不敢輕服其實性甚和緩

目覩有人服數斤全無所害惟肌膚色黃而已

蛇瘕方千金翼

白馬尾切細酒服初服五分一匕次服三分一匕更服二分一匕不可頓服殺人

蛟龍病方

唐明皇雜錄云有黃門奉使交廣回太醫周顧曰此人腹中有蛟龍上驚問對曰臣馳馬大庾嶺熱困且渴遂飲澗水竟腹中堅痞如石周遂以石硝雄黃煮服之立吐一物長數寸大如指視之鱗甲皆具此疾遂愈

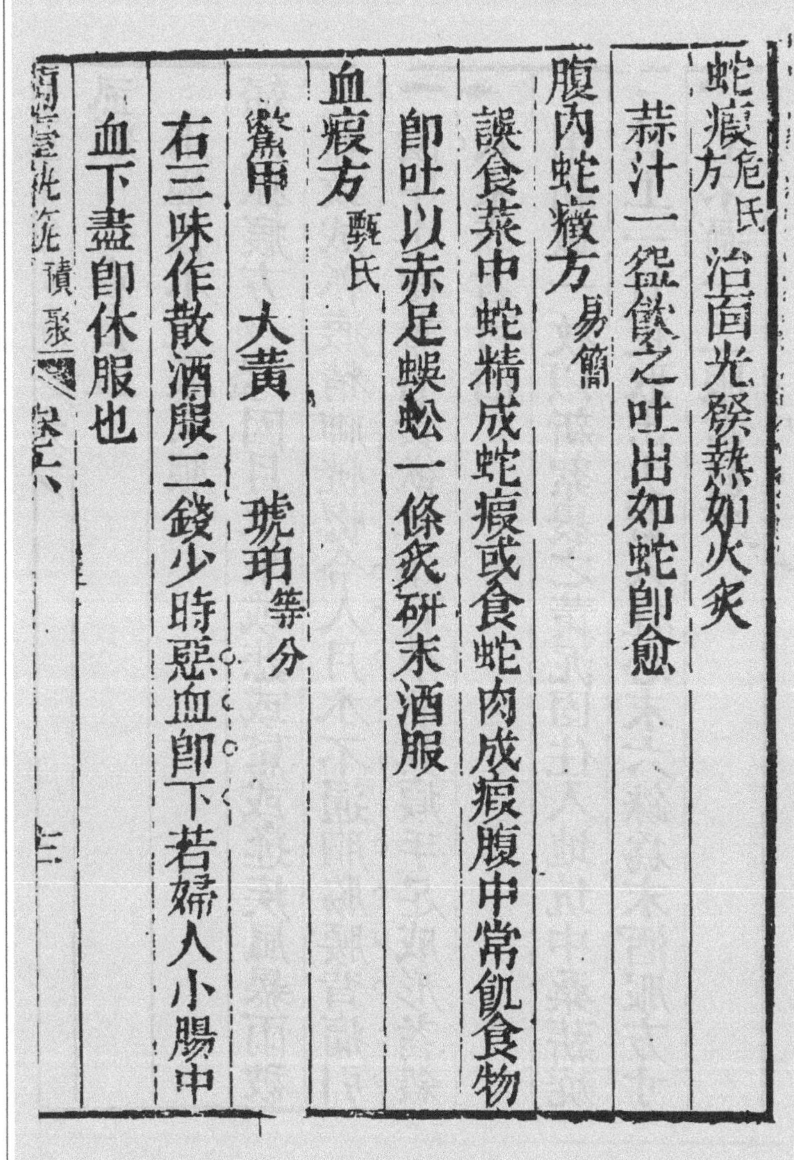

蛇瘕方危氏　治面光發熱如火炙

蒜汁一盌飲之吐出如蛇即愈

腹內蛇瘕方易簡

誤食菜中蛇精成蛇瘕或食蛇肉成瘕腹中常飢食物即吐以赤足蜈蚣一條炙研末酒服

血瘕方甄氏

鱉甲　大黃　琥珀等分

右三味作散酒服二錢少時惡血即下若婦人小腸中血下盡即休服也

鼠瘕　喜食血

用極舊木梳燬灰服

婦人狐瘕方　外臺　因月水來或悲或驚或逢疾風暴雨被濕致成狐瘕精神恍惚令人月水不通胸脇腰背痛引陰中小便難嗜食欲吐如有孕狀其瘕手足成形者殺人未成者可治

用新鼠一枚以新絮裹之黃泥固住入地坑中桑薪燒其上一日夜取出去絮入桂心末六銖爲末酒服方寸匕不過一二服當自下

瓜蒂散金匱　大承氣湯　小承氣湯　調胃承氣湯

以上四方俱見傷寒　保和丸丹溪　枳术丸潔古　皂礬平胃散　感應丸上四方見通治　阿魏撞氣丸方見嘔吐　蛇含石丸即禹餘糧丸見臌脹

蟲附狐惑

靈樞

上膈篇蟲爲下膈其詳備載膈症門

蟲瘕蛟蛕　厥病篇腸中有蟲瘕及蛟蛕皆不可取以小針心腸痛憹作痛腫聚往來上下行痛有休止腹熱喜渴涎出者是蛟蛕也以手聚按而堅持之無令得移以大針

刺之久持之蟲不動乃出針也

金匱

蚘蟲之爲病令人吐涎心痛發作有時毒藥不止　蚘厥者當吐蚘令病者靜而復時煩此爲臟寒蚘上入膈故煩須臾復止得食而嘔又煩者蚘聞食臭出其人當自吐蚘

狐惑之爲病狀如傷寒默默欲眠目不得閉臥起不安蝕於喉爲惑蝕於陰爲狐不欲飲食惡聞食臭其面目乍赤乍黑乍白此皆傷寒餘毒所結濕熱生蟲也

病源

九蟲者一曰伏蟲長四分二曰蚘蟲長一尺三曰白蟲長一寸四曰肉蟲狀如爛杏五曰肺蟲狀如蠶六曰胃蟲狀如蝦蟆七曰弱蟲狀如瓜瓣八曰赤蟲狀如生肉九曰蟯蟲至細微形如菜蟲伏蟲羣蟲之主也蚘蟲貫心則殺人白蟲相生子孫轉大長至四五尺亦能殺人肉蟲令人煩滿肺蟲令人咳嗽胃蟲令人嘔逆吐喜噦弱蟲又名膈蟲令人多唾赤蟲令人腸鳴蟯蟲居胴腸多則爲痔極則爲癩因人瘡處以生諸癰疽癬瘻病疥齲蟲無所不爲人亦不必盡有有亦不必盡多或偏無者此諸蟲依腸胃之間

若腑臟氣實則不爲害若虚則能侵蝕隨其蟲之動而能變成諸患也　凡蠱毒有數種皆是變惑之氣人有故造作之多取蟲蛇之類以器血盛貯任其自相噉嚙惟有一物獨在者即爲之蠱便能變惑隨逐酒食爲人患禍患禍於他則蠱主吉利所以不羈之徒畜事之

䘌匿　是蟲食齒至斷膿爛汁臭如敗之收故謂之䘌齒

蟲方

甘草粉蜜湯金匱　蚘蟲之爲病令人吐涎心痛發作有時毒藥不止此湯主之

甘草二兩 粉一兩 蜜四兩

右以水三升煮甘草取二升去滓內粉蜜攪令和煎如薄粥溫服一升差即止

烏梅丸 治病者靜而時煩因臟寒蚘上入其膈爲蚘厥當吐蚘

烏梅三百個 黃連一斤 黃蘗六兩 乾薑十兩 附子六枚泡 蜀椒四兩熬去汗 桂枝六兩 細辛六兩 人參六兩 當歸四兩

右十味異搗篩合治之以苦酒漬烏梅一宿去核蒸之五升米下飯熟搗成泥和藥令相得內臼中與蜜杵二

千下丸如梧桐子大先食飲服十丸日三服稍加至二十丸禁生冷滑物臭食等

療蚘蟲攻心腹痛千金

用石榴根搗取汁平旦服亦可水煎

療蟲蝕下部千金

胡粉　雄黃

右二味各等分爲末着穀道中亦治小兒

療傷寒䘌病千金

取生雞子小頭叩出白入漆一合熟和攪令極調當沫

出更內着殼中仰吞之食頃或半日乃吐下蟲劇者再服蟲蠱熱除病愈

追蟲丸 八陣 治一切蟲積

黑牽牛取頭末 檳榔各八兩 雷丸醋炙 南木香各二兩為末 茵陳二兩 大皂角 苦楝皮各一兩

右煎濃汁水爲丸菉豆大大人每服四錢小兒三錢或二錢或一錢半量人虛實用砂糖水吞下待追去惡毒蟲積二三次方以粥補之 按濃煎汁水爲丸原本如此必有誤字竟將水泛丸可也

下蟲丸 追蟲取積

苦楝皮（根皮爲上樹皮次之去皮上粗皮）

右爲末麪糊丸彈子大如欲服藥宜戒午飯晡時預食油煎雞卵餅一二個待上床時白滚湯化下一丸至五更取下異虫爲效

療寸白虫

榧子　檳榔　蕪荑（各等分）　爲末每二錢温酒調服先吃燒牛肉脯後服食水瀉永除

又方

榧子（四十九粒去皮）以月上旬平旦空心服七枚日服盡虫消

成水求瘥　又云食實七枚七日滿虫化爲水

療濕䘌虫千金翼　此症多是熱病後或久下不止或有客熱結在腹中或遇暑濕凉氣者多生此病病亦有燥䘌不甚泄痢而下部瘡癢不問燥濕久則殺人爲病診齒無色舌上盡白甚者滿口有瘡四肢沉重喜眠如此者爲虫下食其肛肛爛盡見五臟卽死矣

黃連　生薑切各十兩　艾葉八兩　苦參四兩

右四味㕮咀以水一斗煮取三升爲三服日三

療蛔虫　病由勞熱傷心有虫名蛔虫長一尺貫心則

研

雷丸熬　橘皮　桃仁各五分　狼牙六分　貫衆三枚　蕪荑　青葙子　乾漆熬各四分　亂髮如雞子燒　殭蚕二十枚熬

右十味擣篩蜜丸以飲及酒空腹服二七丸日再服

療百虫方　外臺

石榴皮東引者一握去麁皮　梹榔七枚

右以水二升煎減半頓服欲服時先嚼鹿脯咽汁即進之每月一二三日吃藥必瘥以虫頭向上月三五以後不效以虫頭向下也服藥前一日莫食其虫吃藥之後

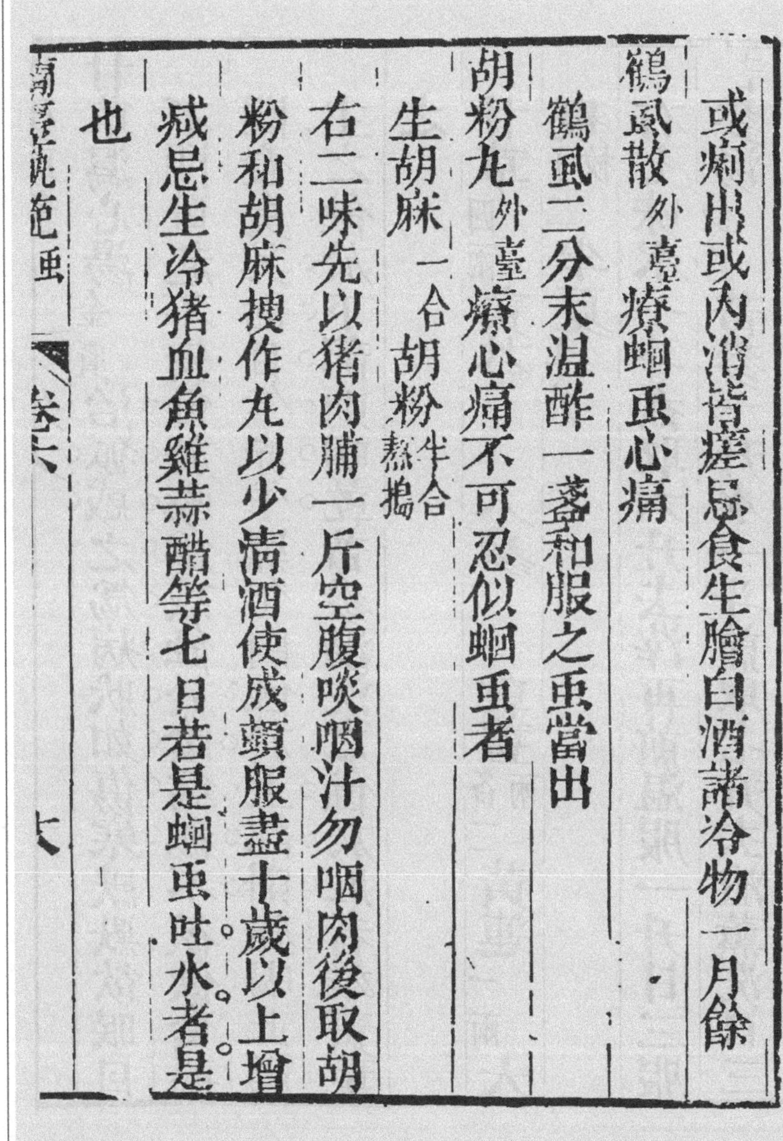

或痢出或内消皆瘥忌食生膾白酒諸冷物一月餘

鶴虱散 外臺療蛔虫心痛

鶴虱二分末温酢一盞和服之虫當出

胡粉丸 外臺療心痛不可忍似蛔虫者

生胡麻一合 胡粉半合熬擣

右二味先以猪肉脯一斤空腹啖咽汁勿咽肉後取胡粉和胡麻搜作丸以少清酒使成頓服盡十歲以上增減忌生冷猪血魚雞蒜醋等七日若是蛔虫吐水者是也

甘草瀉心湯金匱　治狐惑之爲病狀如傷寒默默欲眠目不閉卧起不安蝕於喉爲惑蝕於陰爲狐不欲飲食惡聞食臭其面目乍赤乍黑乍白蝕於上部則聲喝此湯主之蝕於下部則咽乾苦參湯洗之蝕於肛者雄黄藁之

甘草四兩　黄芩　人參　乾薑各三兩　黄連一兩　大棗十二枚　半夏半升

右七味水一斗煮取六升去滓再煎温服一升日三服

苦參湯金匱　苦參一升水一斗煎取七升去渣藁洗日三

雄黄（金匱）

雄黄一味為末筒瓦二枚合之燒向肛薰之

赤小豆當歸散（金匱） 病者脉數無熱微煩默默但欲卧汗出初得之三四日目赤如鳩眼七八日目四眥黑若能食者膿已成也此湯主之

赤小豆（三升浸令芽出曝乾） 當歸

右二味杵為散漿水服方寸七日三服

療心痛欲死（外臺）

濃搗地黄汁和麵作冷淘不用鹽服一頓蟲即出

蕪荑散　治蚘咬心痛欲驗之大痛不可忍或吐青黃綠水涎沫或吐蚘發有休止

蕪荑　雷丸各半兩　乾漆碎研炒烟盡一兩

右共爲末每服三錢調和服

諸痛頭心胃腰腹

靈素

靈終始篇病痛者陰也痛而以手按之不得者陰也

素舉痛論視其五色黃赤爲熱白爲寒青黑爲痛　調經論實者外堅充滿不可按之按之則痛虛者聶辟氣不足

[illegible]氣足以逼之故快然而不痛　陰陽應[illegible][illegible]形傷腫故先痛而後腫者氣傷形也先腫而後痛者形傷氣也　痺論痛者寒氣多也有寒故痛也

頭痛

靈素

靈經脉篇足太陽膀胱脉動則病衝頭痛目似脫項如拔脊痛腰似折髀不可以曲膕如結踹如裂是爲踝厥　督脉之别名曰長强挾膂上項散頭上下當肩胛左右别走太陽入貫膂實則脊强虚則頭重　足少陽胆脉是主骨

所生病者頭痛頷痛　厥病篇真頭痛頭痛甚腦盡痛手足寒至節死不治

素問奇病論帝曰人有病頭痛以數歲不已此安得之名爲何病岐伯曰當有所犯大寒內至骨髓髓者以腦爲主腦逆故令頭痛齒亦痛病名曰厥逆

病源

鬲痰風厥頭痛　風痰相結上衝於頭即令頭痛數歲不已即變腦痛手足寒至節即死（真頭痛亦必有痰）

千金

卒頭痛頭痛如破非中冷又非中風是膈中痰厥氣上衝名爲厥厥頭痛吐之即差

頭痛方

頭痛方 千金翼

葶藶子擣末以湯淋取汁洗頭良

又方 千金翼

吳茱萸三升以水五升煮取三升以綿拭髮根良

厥頭痛吐方 外臺 治痰厥頭痛

但單煮茗作飲二三升許須臾適吐吐畢又飲能如是

數過劇者須吐胆汁乃止不損人

石膏散 寶鑑

川芎 石膏 白芷各等分

右爲末每服四錢熱茶清調下 此治風火頭痛之方

透頂散 本事方 治偏正頭風夾腦風并一切頭風不問遠年

近日

細辛三莖 瓜蔕七分 丁香三粒 糯米七粒 腦子 麝

香各一黑豆大

右將腦麝研細將前四味另研細然後合研令勻封好

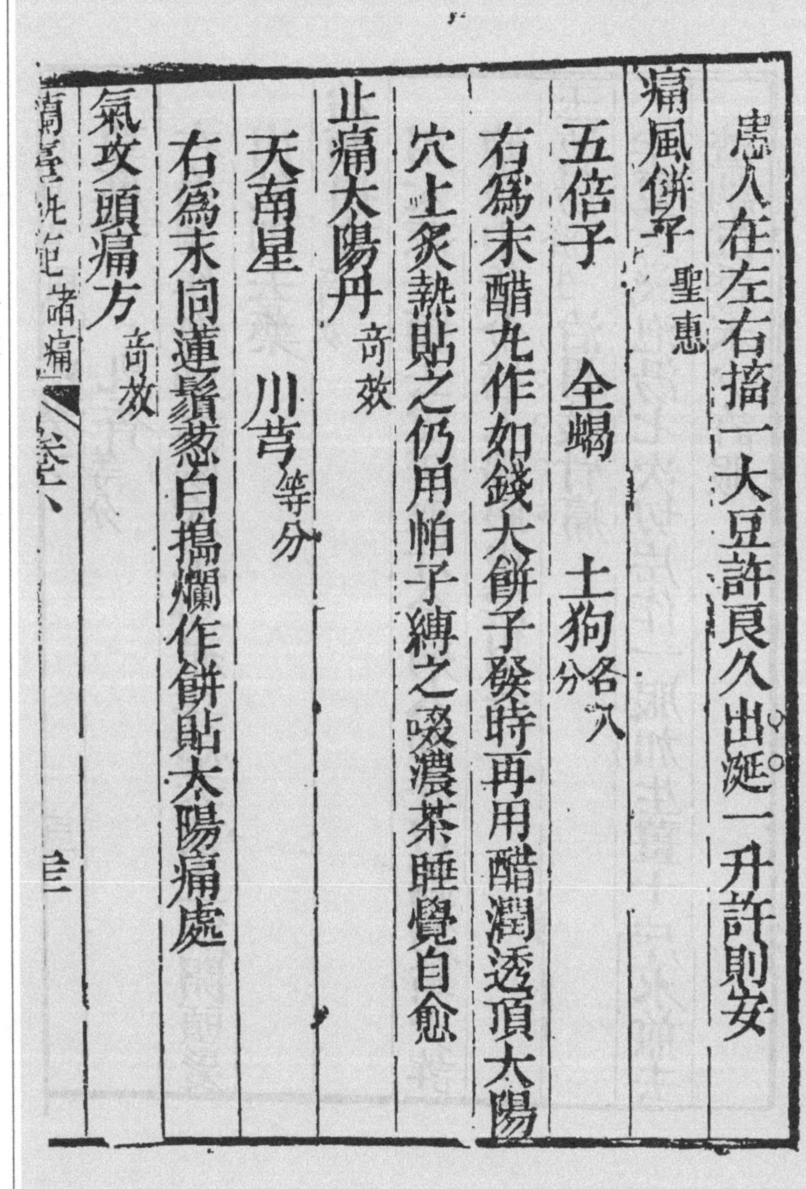

患人在左右𢷬一大豆許良久出涎一升許則安

痛風餅子 聖惠

五倍子 全蝎 土狗各八分

右爲末醋丸作如錢大餅子發時再用醋潤透頂太陽穴上灸熱貼之仍用帕子縛之啜濃茶睡覺自愈

止痛太陽丹 奇效

天南星 川芎等分

右爲末同蓮鬚葱白搗爛作餅貼太陽痛處

氣攻頭痛方 奇效

蓖麻子　乳香等分

右搗爛作餅貼太陽穴上如痛止急去頂上解開頭髮出氣即去藥

治頭痛方奇效

用大蒜一顆去皮研取汁令病人仰卧以銅筯點少許滴鼻中急令搐入腦眼中淚出差

玉液湯濟生　治眉稜骨痛

半夏六錢泡湯七次切片作一服加生薑十片水煎去滓納沉香末少許服

[illegible]羊湯濟生 治胎風頭旋眼黑昏眩倦怠痰涎壅盛骨節

疼痛

羚羊角屑　旋覆花　紫菀　石膏　甘草

參各一兩　細辛半兩　前胡七錢半　犀角屑二錢半

右藥每服三錢加生薑三片大棗一枚水煎服

秘方貼頭風熱病

大黃　朴硝等分

右爲末用井底泥捏作餅貼兩太陽穴頭風皆屬寒此獨爲熱不可不

備

清震湯保命 治頭面疙瘩憎寒拘急發熱狀如傷寒即雷頭風

升麻 蒼朮各四錢 荷葉全者一個 水煎食後服傷寒毒入頭亦有此病當用治毒之方治之

治頭內如蟲蛀響 此名天白蟻

用茶子末吹鼻中此奇病不可不知

玉真圓本事方 治腎氣不足氣逆上行頭痛不可忍謂之腎厥其脉舉之則弦按之則石堅

硫黃二兩 石膏煆通赤研 半夏柴湯洗各一兩 硝石一錢五分

右為細末研勻生薑汁糊丸如梧子大陰乾每服二十

丸或薑湯或米飲下更灸關元穴六百壯

茶調散局方 治諸風上攻頭目昏重偏正頭疼鼻塞身重及婦人血風攻疰太陽穴疼

白芷 甘草 羌活各二兩 荊芥去梗 川芎各四兩 細辛去蘆一兩 防風半兩 薄荷葉不見火八兩

右為細末每服二錢食後茶清調下常服清頭目

頭風摩散方見風門

頭風有偏正之殊其病皆在少陽陽明之絡以毫針刺痛處數穴立效其外有瘡毒入頭名楊梅頭痛此乃外科之症另有治法

心胃痛

靈樞

厥病篇厥心痛與背相控善瘛如從後觸其心傴僂者腎心痛也厥心痛痛如以錐鍼刺其心心痛甚者脾心痛也厥心痛色蒼蒼如死狀終日不得太息肝心痛也厥心痛卧若徒居心痛間動作痛益甚色不變肺心痛也真心痛手足清至節心痛甚旦發夕死夕發旦死

千金

[illegible]令人心中堅痞急痛肌中苦痺絞痛如刺不能俯仰

胸前皮皆痛手不得犯短氣咳唾引痛咽塞痒燥時欲嘔吐煩悶自汗出或引背痛不治數日死

外臺

九種心痛　一虫　二蛀　三氣　四悸　五食　六飲　七冷　八熱　九去來痛

惡注心痛　中惡心痛心腹絞刺奄奄欲絶

近人患心胃痛者甚多十人之中必有二三皆係痰飲留於心下久成飲囊發作輕重疏數雖各不同而病因一轍治法以滌飲降氣爲主凡病竟有時代之不同如近三十年中咳嗽吐血者十人而五余少時此病絶少亦不可解也

心胃痛方

栝蔞薤白白酒湯金匱 胸痺之病喘息欬唾胸背痛短氣寸口脉沉而遲關上小緊數此湯主之

栝蔞一枚擣 薤白半斤 白酒七升

右三味同煮取三升分温再服

栝蔞薤白半夏湯金匱 胸痺不得卧心痛徹背者此湯主之

即前方加半夏半升

枳實薤白桂枝湯金匱 胸痺心中痞氣氣結在胸胸滿脇下逆搶心此湯主之人參湯亦主之

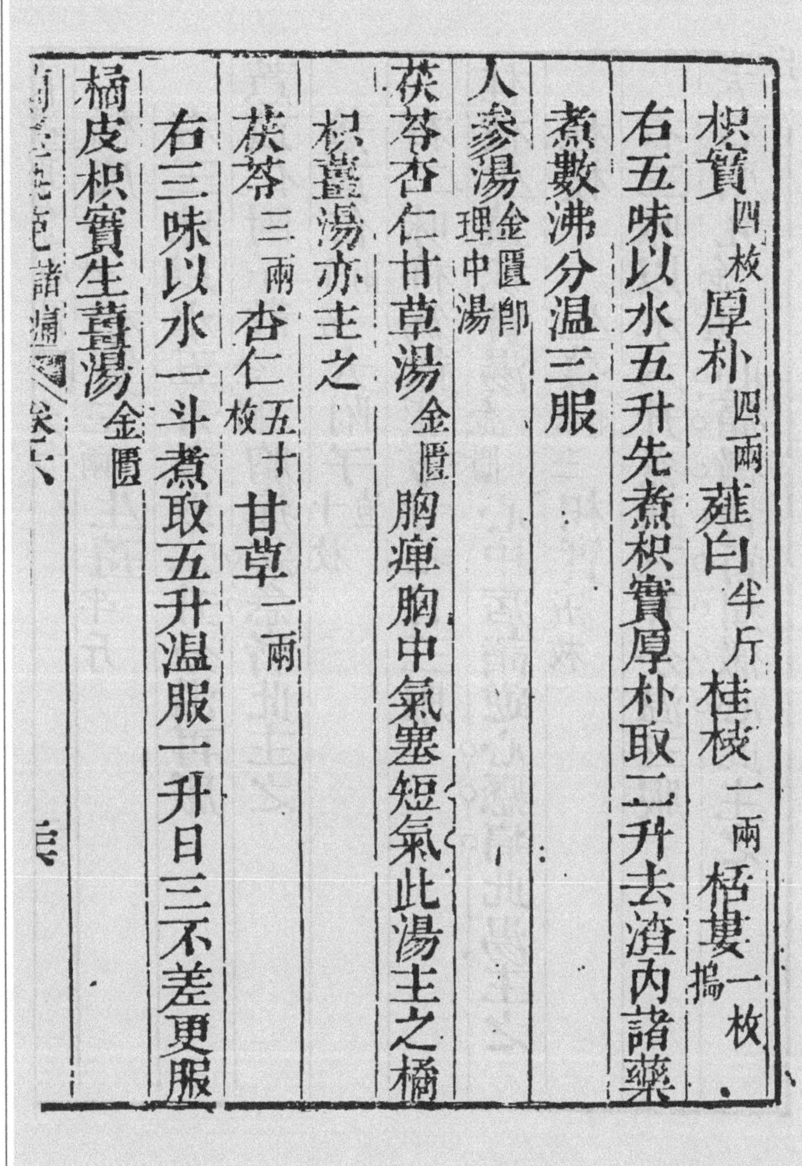

枳實四枚 厚朴四兩 薤白半斤 桂枝一兩 栝蔞一枚搗

右五味以水五升先煮枳實厚朴取二升去滓內諸藥煮數沸分溫三服

人參湯金匱即理中湯

茯苓杏仁甘草湯金匱 胸痺胸中氣塞短氣此湯主之橘枳薑湯亦主之

茯苓三兩 杏仁五十枚 甘草一兩

右三味以水一斗煮取五升溫服一升日三不差更服

橘皮枳實生薑湯金匱

橘皮一斤 枳實三兩 生薑半斤

右三味以水五升煮取二升分溫再服

薏苡仁附子散金匱 胸痺緩急者此主之

薏苡仁十五兩 大附子十枚泡

右二味杵爲散服方寸七日三服

桂枝生薑枳實湯金匱 心中痞諸逆心懸痛此湯主之

桂枝 生薑各三兩 枳實五枚

右三味以水六升煮取三升分溫三服

赤石脂丸金匱 心痛徹背背痛徹心此主之

蜀椒一兩 烏頭炮，一分 附子半兩 乾薑一兩 赤脂一兩

右五味末之蜜丸如梧子大先食服一丸日三服不知再加服治大寒之症

九痛丸金匱 治九種心疼

附子三兩，炮 狼牙一兩，炙香 巴豆一兩，去皮心，熬研如脂 人參 乾薑 茱萸各一兩

右六味末之煉蜜丸如梧子大酒下強人初服三丸日三服弱者二丸 兼治卒中惡腹脹痛口不能言又治連年積冷流注心胸痛并冷氣上衝落馬墜車血疾等

皆主之忌口如常法

大建中湯金匱 心胸中大寒痛嘔不能飲食腹中寒上衝皮起出見有頭足上下痛不可觸近此主之

蜀椒二合去汗 乾薑四兩 人參二兩

以水四升煮取二升去滓內膠飴一升微火煎取一升半分溫再服如一炊頃可飲粥二升後更服當一日食糜溫覆之

療胸痺心痛方千金

灸膻中百壯穴在鳩尾上一寸此灸神效百壯灸瘡愈再灸非一日滿百壯也

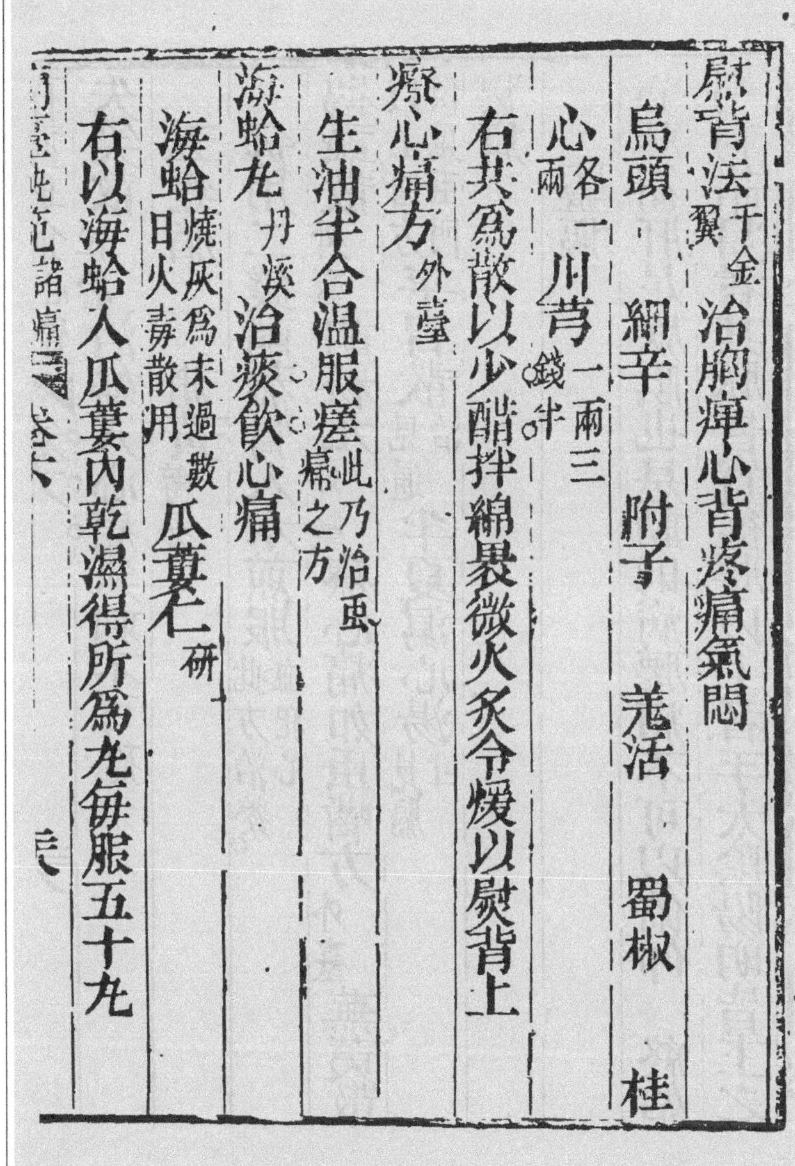

熨背法千金翼　治胸痺心背疼痛氣悶

烏頭　細辛　附子　羌活　蜀椒　桂心各一兩　川芎一兩三錢半

右共爲散以少醋拌綿裹微火炙令煖以熨背上

療心痛方外臺

生油半合溫服瘥此乃治亟痛之方

海蛤丸丹溪　治痰飲心痛

海蛤燒灰爲末過數日火毒散用　瓜蔞仁研

右以海蛤入瓜蔞內乾濕得所爲丸每服五十丸

失笑散 經驗 治婦人心痛氣刺不可忍

五靈脂　蒲黃 等分

每用二錢醋熬膏入水煎服 此方治瘀血犯心。

鶴蝨散 外臺　胡粉丸 外臺　療心痛如蟲嚙方 外臺　蕪荑散

以上四方見蟲門　平胃散 見通治　半夏瀉心湯 見胸痛吐

腰痛

靈樞

經脈篇肝足厥陰也是動則病腰痛不可以俛仰　終始

篇刺諸痛者其脈皆實從腰以上者手太陰陽明皆主之

[illegible]者足太陰陽明皆主之病在腰者取之膕

病源

腎主腰腳腎經虛損風冷乘之故腰痛也又邪客於足少陰之絡令人腰痛引小腹不可以仰息診其尺脉沉主腰背痛尺寸俱浮直下此為督脉腰強痛

風濕腰痛　勞傷腎氣經絡既虛或因卧濕當風風寒乘虛搏於腎腎經與血氣相擊而腰痛

腎着腰痛　腎主腰腳腎經虛則受風冷內有積水風水相搏浸積于腎腎氣內着不能宣通故令腰痛其痛狀身

重腰冷腹重如帶五千錢如坐于水形狀如水不渴小便自利飲食如故久久變爲水病腎濕故也

背僂　肝主筋而藏血血爲陰氣爲陽陽氣精則養神柔則養筋陰陽和同則血氣調適共相榮養也邪不能傷若虛則受風風寒搏于脊膂之筋冷則攣急故令背僂

脇痛　邪氣客于足少陽之絡令人脇痛欬汗出陰氣擊于肝寒氣客于脉中則血泣脉急引脇與小腹診其脉弦而急脇下如刀刺狀如飛尸至困不死脇痛屬足少陽不屬足厥陰

腰痛方

甘薑苓朮湯金匱　腎着之病其人身體重腰中冷如坐水中形如水狀反不渴小便自利飲食如故病屬下焦身勞汗出衣裏冷濕久久得之腰以下冷痛腹重如帶五千錢

甘草　白朮各二兩　乾薑　茯苓各四兩

右四味以水五升煮取三升分溫三服腰中卽溫

青娥丸局方　治腎虛爲風冷所乘或處濕地或墜墮傷損或因風寒皆令腰間似有物重墜也悉主之

胡桃二十個去殼皮　破故紙酒炒六兩　蒜四兩熬膏　杜仲薑汁炒十六兩

右共爲末丸如桐子大温酒下婦人淡醋湯下三十丸

加味小柴胡湯 良方 治傷寒脇痛

柴胡二錢　半夏一錢半　黄芩二錢　人參一錢五分　牡蠣粉一錢

枳殼一錢　甘草一錢

右作一服薑五片紅棗二枚煎服

摩腰膏 丹溪 治老人腰痛婦人白帶

附子尖　烏頭尖　南星各二錢半　硃砂　雄黄

樟腦　丁香各一錢半　乾薑一錢　麝香大者五粒

右共爲末蜜丸龍眼大每一丸用生薑汁化開如厚粥

火上烘熱放掌上摩腰中候藥盡貼腰上即烘綿衣纏定腰熱如火間二日用一丸此法近有人專用此治形體之病凡虛人老人頗有效驗其術甚行又此方加入倭硫黃人參鹿茸沉香水安息等大補之品摩虛損及老人更妙又一法以蘇油黃蠟為丸如胡桃大烘熱摩腰上俟腰上熱然後紮好一丸可用數十次　腹中病亦可摩

療腰痛方 良方

杜仲　肉蓯蓉　破故紙　人參　當歸

秋石　川巴戟　鹿角霜各等分

右為末用豬腰子一個洗淨淡鹽湯泡過劈開兩邊中間勿斷細花開用前藥滲入另用稀絹一塊包裹綿紮

外用小灌入酒少許紙封毋令走泄藥氣煮熟取食之

飲醇酒三杯立愈

又方奇效

胡桃肉　補骨脂　杜仲各四兩

右作二貼每貼用水二盞煎服

麋茸丸本事治腎虛腰痛

麋茸一兩鹿角亦可　兎絲子末一兩　舶上茴香半兩

右爲末用羊腎一對酒煮爛去膜研和丸梧子大如羊腎少入酒糊佐之每服三五十丸温酒或鹽湯下

棊子方 本事 治腰腿痛氣滯

牽牛不拘多少用新瓦入火煿得通紅便將牽牛頓在瓦上自然半生半熟不得撥動取末一兩入細研硫黄一錢同研勻分三分每用白麪一匙水和捍開切作棊子大五更初以水一盞煮熟連湯溫送下如住即已未住隔日再作予嘗有此疾每發止一服痛止

三神丸方 本事 左金丸 俱見遍治

一按腰痛屬虛者固多而因風寒痰濕氣阻血凝者亦不少一概蠻補必成痼疾不可不審

腹痛

金匱

趺陽脉微弦法當腹滿不滿者必便難兩胠疼痛此虛寒從下上也當以溫藥服之　病者腹滿按之不痛爲虛痛者爲實可下之舌黄未下者下之黄自去　腹滿時減復如故此爲寒當與溫藥　夫中寒家喜欠其人清涕出發熱色和者善嚏　中寒其人下痢以裏虛也欲嚏不能此人肚中寒　夫瘦人繞臍痛必有風冷穀氣不行而反下之其氣必衝不衝者心下則痞

傷寒論

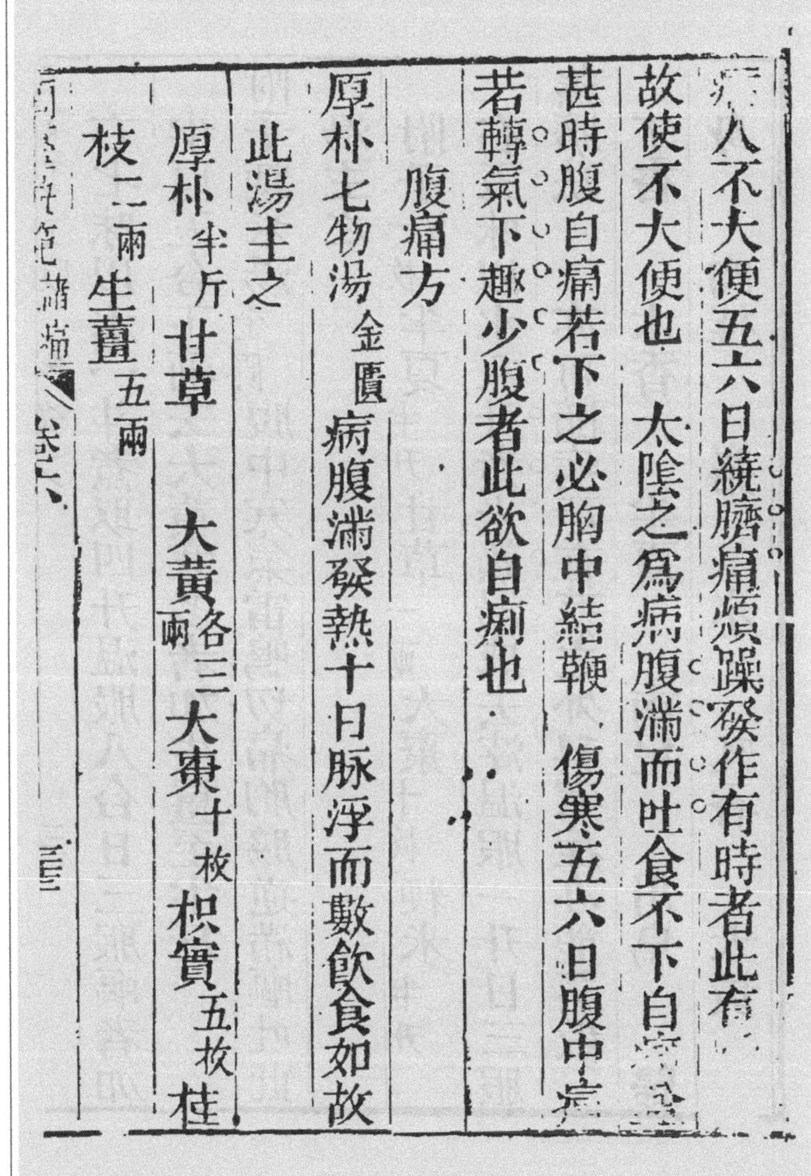

病人不大便五六日繞臍痛煩躁發作有時者此有[illegible]故使不大便也　太陰之爲病腹滿而吐食不下自[illegible]甚時腹自痛若下之必胸中結鞕　傷寒五六日腹中痛若轉氣下趣少腹者此欲自痢也

腹痛方

厚朴七物湯 金匱 病腹滿發熱十日脉浮而數飲食如故此湯主之

厚朴半斤　甘草　大黄各三兩　大棗十枚　枳實五枚　桂枝二兩　生薑五兩

右七味以水一斗煮取四升溫服八合日三服嘔者加半夏五合下痢去大黃寒多者加生薑至半斤

附子粳米湯（金匱）腹中寒氣雷鳴切痛胸脇逆滿嘔吐此湯主之

附子（炮）一枚　半夏（半升）　甘草（一兩）　大棗（十枚）　粳米（半升）

右五味以水八升煮米熟湯成去滓溫服一升日三服

蒸臍法　亦可隨病所在蒸之外科寒症亦能蒸散

丁香　木香　半夏　南星　川烏　歸身　肉桂　麝　冰　乳香　大黃

硝 山甲 雄黃 蟾窴 白蔻

右為粗末放麪圈內上用銅皮一片多鑽細眼用艾火炙銅皮上每日十餘火滿三百六十火病除藥味亦可因症加減其藥用燒酒薑汁等拌濕

厚朴三物湯金匱 痛而閉者此湯主之

厚朴八兩 大黃四兩 枳實五枚

右三味以水一斗二升先煮二味取五升內大黃煮取三升溫服一服以痢為度

大黃附子湯金匱 脇下偏痛發熱其脈緊弦此寒也以溫

藥下之宜此湯

大黃三兩 附子三枚泡 細辛二兩

以水五升煮取二升分温三服强人煮取二升半分温三服服後如人行四五里進一服

黃連湯見嘔吐 小建中湯見虛勞 桂枝加大黃湯 大柴胡湯 小柴胡湯 大承氣湯 桂枝加芍藥湯

理中湯 四逆湯以上俱見傷寒 蘓合丸見通治

脚氣附轉筋

千金

諸經方有脚氣之論古人少有此疾脚氣之名金匱已載但患者少耳自永嘉南渡衣纓士人多有遭者有支法存仰道人等並留意經方偏善斯術多獲全濟又宋齊之間釋門深師述二公等諸家舊方爲三十卷其脚弱一方近百餘首魏周之代蓋無此病所以姚公集驗殊不慇懃徐王撰錄未以爲意特以三方鼎峙風教未一霜露不均寒暑不等關西河北不識此疾自聖唐開闢無外南極之地作鎮於彼往往皆遭近來中國士大夫亦有患者良由今代風氣混同所致耳此病先從脚起因即脛腫時人號爲脚氣深師云脚

明若卽其義也　問風毒中人隨處皆得作病何偏着於脚答曰人有五藏心脉經絡所起在手十指餘三藏經絡所起在足十趾地之寒暑風濕皆作蒸氣足常履之所以風毒之中人必先中脚久而不瘥徧及四肢腹背頭項經云次傳間傳是也凡脚氣皆感風毒所致治脚氣必兼風此乃要訣人多不卽覺會因他病一度始發或奄然大悶經兩三日乃覺庸醫不識作餘病治莫不盡斃始起甚微飲食如故惟卒起脚屈弱不能動爲異耳黄帝云緩風濕痺是也　有脚氣未覺而頭項臂膊已有所苦諸處未知而心腹五內

已有所困或嘔食臭腹痛下痢二便不通衝悸不欲見光精神昏憒迷忘錯亂壯熱頭痛身體酷冷疼痛轉筋頑痺緩縱百節攣急小腹不仁等症皆脚氣狀貌也亦云風毒脚氣之候婦人亦爾又有産後取涼多中此毒其熱悶掣瘲驚悸心煩嘔吐氣上皆其候也又但覺臍下冷痞愊愊然不快小便淋瀝即是其候頑弱名緩風疼痛爲濕痺熱者治以冷藥冷者療以熱藥以意消息之 諸病皆然 心下急氣喘不停自汗脈促嘔吐不止者死 凡脚氣皆由氣實而死終無一人服藥致虛而殂故不得大補亦不可大瀉

凡治病大叚相同腳氣其人黑瘦者易治肥大肉厚赤白者難治瘦人肉硬肥人肉軟也外症亦同腳氣有腫者有不腫者其小腹頑痺不仁者腳多不腫小腹頑後不過三五日卽令人嘔吐名腳氣入心如此者難治以腎水尅心火也　初得腳弱便速灸之服竹瀝湯灸訖服八風散無不瘥者若但灸不服藥但服藥不灸後必更發

腳氣當灸之穴

初灸風市　次伏兎　次犢鼻　次膝兩眼　次三里

次上廉　次下廉　次絕骨

病源

脚氣疼不仁　由風濕毒氣與血氣相搏故疼邪在膚腠則血氣澁而皮膚厚搔之如隔衣故不仁

脚氣痺攣　風毒搏於經風濕乘於血故令痺攣也

脚氣心腹脹急　風濕毒氣從脚上入於內與臟氣相搏結聚不散故心腹脹急

脚氣腫滿　由風濕毒氣搏於腎經則腎氣不能宣通水液使傳於小腸反漬於皮膚故腫滿也

脚氣驚悸　由溫濕挾風毒初客膚腠後經腑臟與神氣

相摶則心驚悸也

脚氣轉筋　靈樞四時氣篇轉筋於陽治其陽轉筋於陰治其陰　本輸篇轉筋者立而取之可令遂已

脚氣方

礬石湯金匱　治脚氣衝心

礬石二兩　以漿水一斗五升煎浸脚良

第一竹瀝湯千金　治兩脚痺弱或轉筋皮肉不仁腹脹起如腫按之不陷心中惡不欲食或患冷方

竹瀝五升　甘草　秦艽　葛根　黄芩　麻

黃 防已 細辛 桂心 乾薑各一兩 防風

升麻各一兩半 茯苓二兩 附子二枚 杏仁五十枚

右十五味以水七升合竹瀝煮取三升分三服取汗。此脚氣主方多治風之藥

烏麻酒 千金 治風虛氣滿脚疼痺攣弱不能行

烏麻五升微熬擣酒漬一宿隨所能飲之盡更作

茱萸木瓜湯 治脚氣衝心悶亂不識人手足脉欲絶

呉茱萸半兩 木瓜一兩 檳榔二兩 生薑五片 水煎服

檽子粥 養老書 治老人脚氣毒悶身體不仁行履不能

紫蘇子五合熬研細　粳米四合淨以水投取汁　洗淘

右煮作粥臨熟下蘇汁調之空心食之日一服亦溫中

杉木湯方本事　唐柳柳州云元和十二年二月得脚氣夜半

痞絶脇有塊大如石且死困塞不知人三日滎陽鄭洵

美杉木湯服半日食頃大小便三次氣通塊散

用杉木節一大升橘葉一升無葉以皮代之大腹檳榔

七個合子碎之童子小便三大升共煮一升半分二服

若一服得快痢停後服

檳榔散活人書　治脚腫

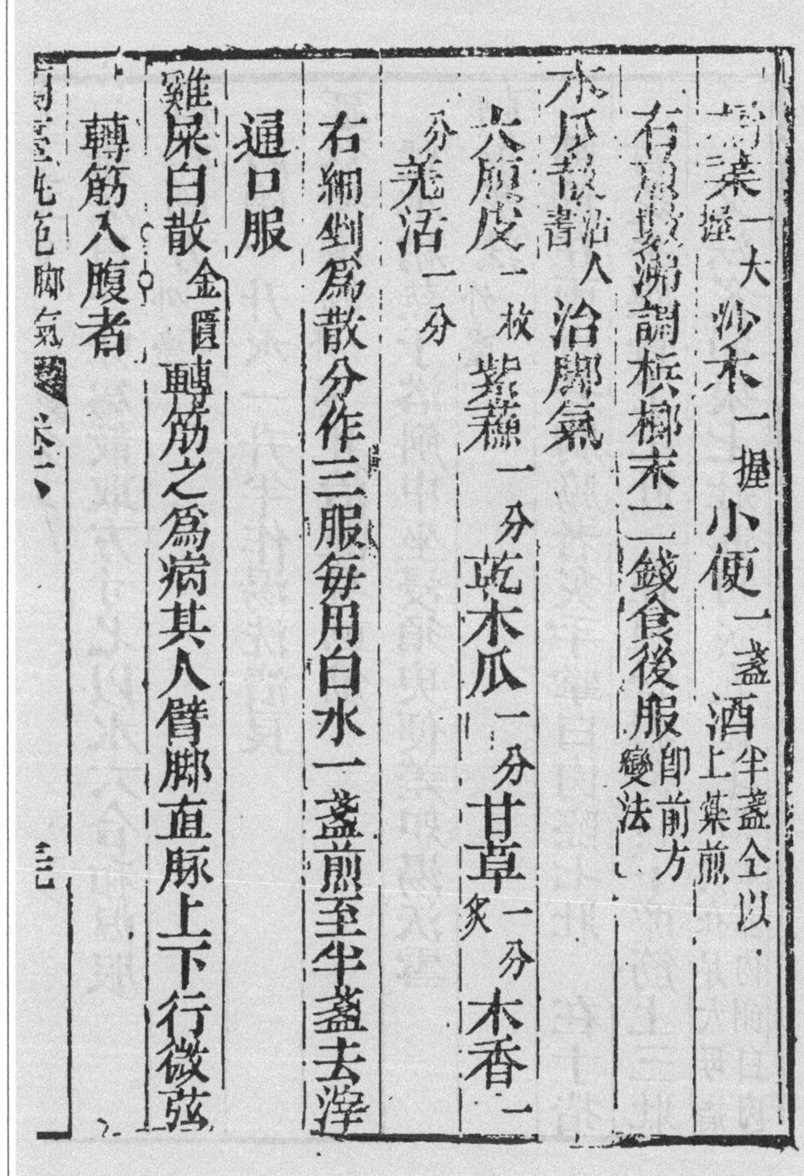

葱葉搥一大炒末一握小便一盞酒半盞仝以上藥煎

右用前藥湯調檳榔末二錢食後服即前方變法

木瓜散活人書治脚氣

大腹皮一枚　紫蘇一分　乾木瓜一分　甘草炙一分　木香一分　羌活一分

右細剉爲散分作三服每用白水一盞煎至半盞去滓通口服

雞屎白散金匱　轉筋之爲病其人臂脚直脉上下行微弦轉筋入腹者

雞屎白一味爲散取方寸匕以水六合和温服

療轉筋方 外臺

以鹽一升水一升半作湯洗漬良

延效療轉筋 外臺 并治渾身轉筋

煖水稍熱于浴斛中坐浸須臾便差如湯沃雪

轉筋灸法 外臺

轉筋在兩臂若胸脇者灸手掌白肉際七壯　在十指者灸手踝骨上七壯　在脛骨者灸膝下廉筋上三壯

又法灸涌泉七壯亦可灸大都七壯 穴在足大母指本節內側白肉

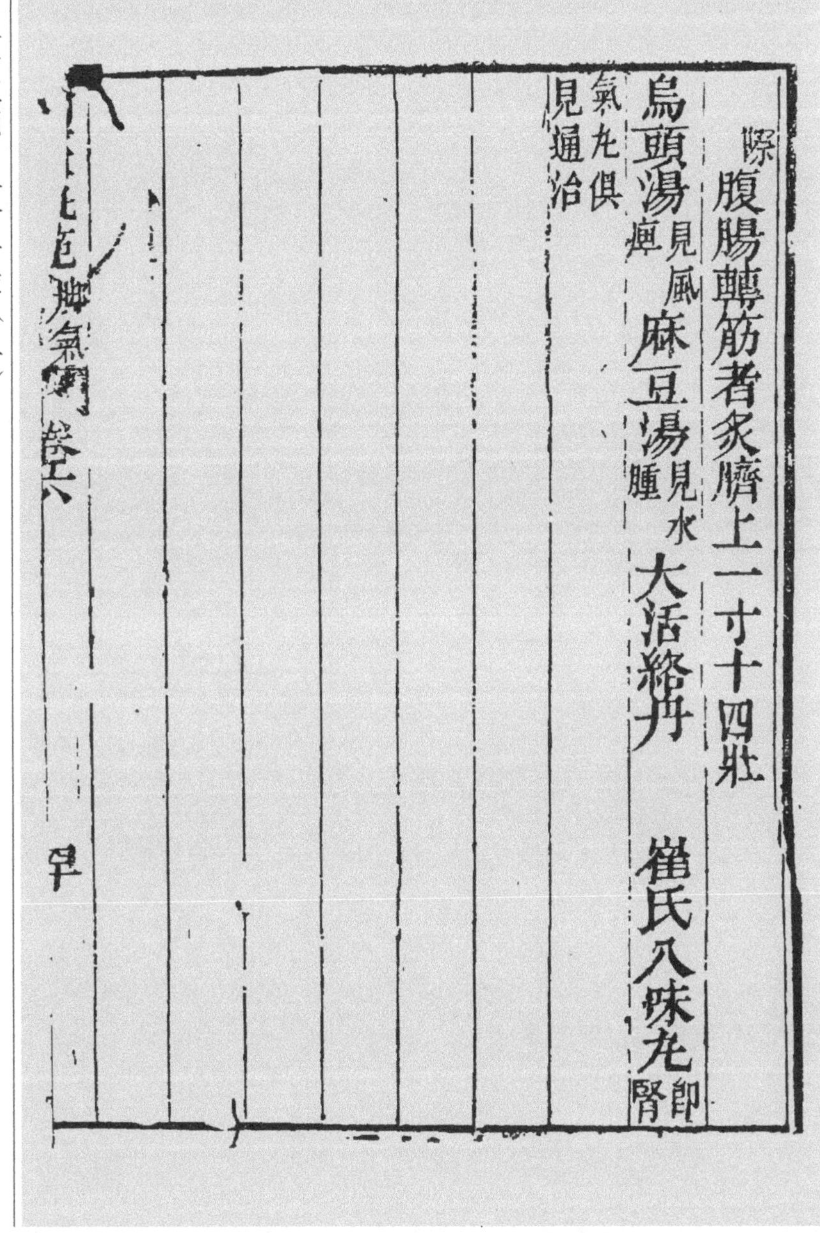

際

腹腸轉筋者灸臍上一寸十四壯

烏頭湯見風痺　麻豆湯見水腫　大活絡丹　崔氏八味丸即腎氣丸俱見通治

[illegible]脚氣門　卷六